MW01608635

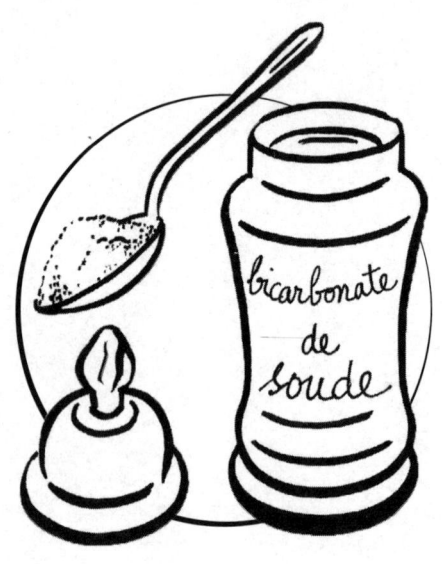

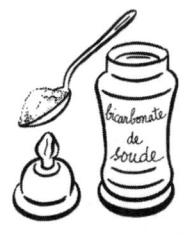

200
remèdes
au bicarbonate de soude

Philippe Chavanne

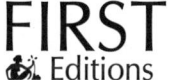
FIRST
Editions

Les informations fournies dans cet ouvrage ne remplacent en aucun cas les conseils ou le traitement d'un expert. Parce que chaque individu est unique, il appartient au médecin d'effectuer un diagnostic et de superviser les traitements pour chaque problème de santé. Si un individu suivi par un médecin reçoit des conseils contraires au informations fournies dans cet ouvrage, les conseils du médecin devront être respectés, car ils se basent sur les caractéristiques uniques de cet individu.

© Editions First-Gründ, 2011
Le Code de la propriété industrielle interdit les copies ou reproductions destinées à une utilisation collective. Toute représentation ou reproduction intégrale ou partielle faite par quelque procédé que ce soit, sans le consentement de l'Auteur ou de ses ayants cause, est illicite et constitue une contrefaçon sanctionnée par les articles L 335-2 et suivants du Code de la propriété intellectuelle.

ISBN : 978-2-7540-2518-8
Dépôt légal : avril 2011

Couverture : Chrystel Proupuech
Conception graphique : Chrystel Proupuech
chrystel@pinkpurplepaper.com
Illustrations : Pascale Etchecopar
Maquette : Olivier Frenot

Éditions First-Gründ
60, rue Mazarine
75 006 Paris – France
Tél. : 01 45 49 60 00
Fax : 01 45 49 60 01
firstinfo@efirst.com
www.editionsfirst.fr

Table des matières

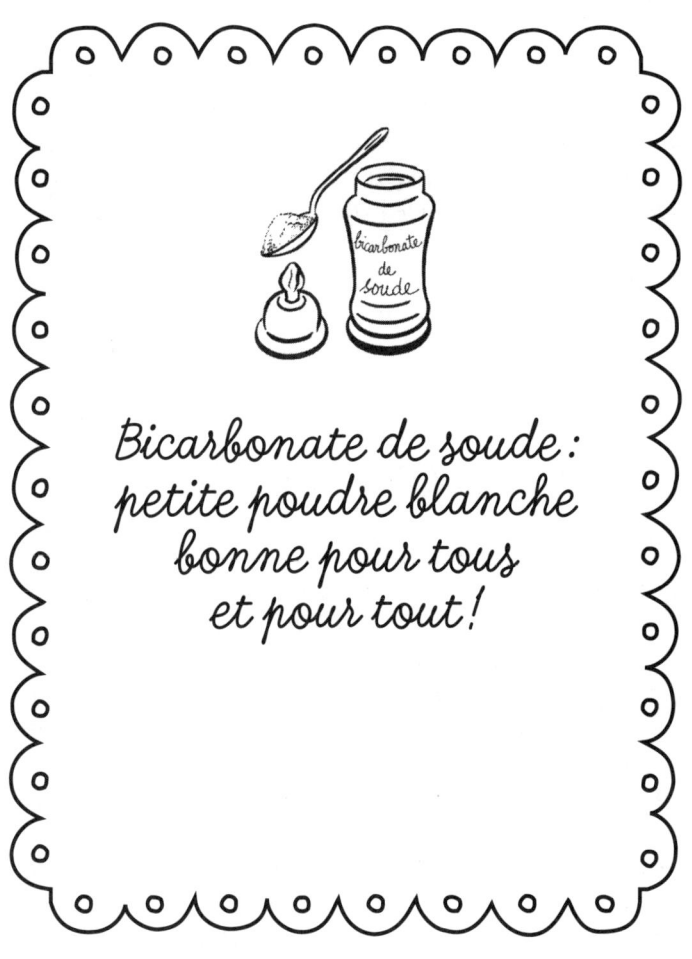

Bicarbonate de soude :
petite poudre blanche
bonne pour tous
et pour tout !

Les Québécois l'appellent familièrement « petite vache ». Les Belges lui préfèrent souvent l'appellation « sel de Vichy ». Les Britanniques le connaissent sous le nom de « soda ash », tandis que les Américains le repèrent aux étiquettes mentionnant « baking soda ». D'une manière générale, les scientifiques lui préfèrent des dénominations aux connotations plus sérieuses telles que « hydrogénocarbonate de sodium » ou « carbonate acide de sodium ». Quand ils n'utilisent pas sa formule chimique $NaHCO_3$. Mais, globalement, tout le monde connaît les noms usuels de ce produit d'apparence insignifiante, mais cependant presque miraculeux : « bicarbonate » ou « bicarbonate de soude » !

Une célèbre petite vache

Si les Québécois surnomment familièrement le bicarbonate de soude « petite vache », c'est en référence à l'image apposée sur l'étiquette de boîtes de bicarbonate d'une marque très populaire sur les rives du Saint-Laurent.

Il est fort probable que nombre d'entre nous ont oublié toutes les spécificités, toutes les propriétés, mais aussi tous les bienfaits de cette petite poudre blanche. Et c'est vraiment dommage ! Car à l'instar de quelques autres produits économiques, naturels et très efficaces – le vinaigre, le citron, l'argile et plusieurs autres encore –, le bicarbonate

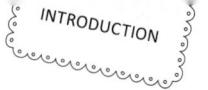

de soude rend indubitablement une multitude de services, pour l'entretien de la maison, pour les soins de santé ou de beauté, pour l'entretien du jardin, pour la cuisine et pour le bien-être en général.

Remèdes de grands-mères contre produits chimiques

Jusque vers la moitié du XXᵉ siècle, ceux que l'on appelle désormais – avec un certain attachement nostalgique et autant de respect – les « remèdes de grands-mères » étaient toujours extrêmement populaires. Il s'agissait la plupart du temps de petites astuces, simples et économiques, destinées à faciliter la vie de tous les jours et à alléger la majorité des corvées quotidiennes. Se basant sur une expérience parfois séculaire, nos grands-mères utilisaient alors avec beaucoup de sagesse les produits naturels qu'elles avaient générale- ment sous la main : du vinaigre, du citron, du sel… et du bicarbonate de soude qu'elles employaient aussi bien dans la salle de bains qu'au jardin, pour soigner leur peau et leurs cheveux ou… pour soulager nos indigestions lorsque nous avions été un peu trop gourmands.

Revirement total dès la fin de la Seconde Guerre mon- diale ! C'est à partir de ce moment, en effet, que l'industrie chimique, essentiellement européenne et américaine, commence à mettre les bouchées doubles et à profiter de l'impact de nouveaux moyens de communication – la télévision, notamment – pour faire passer ses messages publicitaires. Désormais, selon cette industrie et les publicitaires qui la relayent, les bons vieux remèdes de nos grands-mères, qui ont fait la preuve de leur efficacité et de leur innocuité pendant des décennies et parfois des siècles, sont totalement révolus. Complètement dépassés. Industriels et publicitaires n'osent pas franchement le dire tel quel, mais leur message est limpide : ces remèdes sont devenus, d'un coup d'un seul, foncièrement ringards ! Et, par voie de conséquence directe, leurs utilisateurs aussi…

Place, désormais, au « progrès », nous assènent-ils ! Ou, à tout le moins, à ce qu'ils tentent de nous faire passer pour tel. Place, surtout, aux produits chimiques qu'ils fabriquent et commercialisent pour entretenir la maison, pour désherber le jardin, pour conserver une belle peau et soigner les cheveux, pour nettoyer la salle de bains ou faire briller les vitres… Même pour soigner les petits bobos de la vie quotidienne. Le règne du « tout chimique » est bel et bien commencé et le rouleau compresseur publicitaire ne fera sans cesse que renforcer sa puissance… et surtout celle de multinationales productrices concernées.

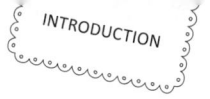

Le «progrès» remis en cause

Avec énormément de lucidité et beaucoup de bon sens, de plus en plus de personnes remettent aujourd'hui ces produits chimiques – solides, liquides ou en poudre – en cause. Leur réelle efficacité est sérieusement mise en doute. Leurs prix prohibitifs sont bien entendu dénoncés. La véracité des messages publicitaires qui les vantent est soigneusement démontée. Leur impact pour le moins négatif sur l'environnement naturel, mais aussi leurs réels dangers pour la santé humaine sont enfin mis en exergue. On évoque alors les allergies de plus en plus diversifiées, fortes et nombreuses. On parle de certains cancers, dont le nombre croissant devient affolant. On mentionne des maladies de la peau et des lourdes affections respiratoires, aussi. Et on ne manque jamais de souligner la dangerosité extrême des interactions entre les divers composants chimiques – ou carrément toxiques – de ces produits à la réputation désormais sulfureuse. Plus spécifiquement pour les produits de cosmétologie et ceux liés aux soins de la peau, les études réellement indépendantes des grandes sociétés productrices font très justement remarquer que l'accumulation des substances chimiques dans l'organisme (accumulation causée par la répétition des applications et des utilisations), alors qu'elles ne devraient en aucun cas franchir la barrière cutanée, représente un indéniable danger. L'exemple de toutes les substances chimiques de la famille des parabènes, cancérigènes avérés, est, à ce titre, très significatif. Même si, malheureusement, il est loin d'être unique…

Plus encore : même si de nombreux industriels du secteur misent aujourd'hui sur des produits chimiques prétendus « verts », intégrant des principes actifs officiellement extraits de plantes ou de fruits, on s'aperçoit rapidement qu'il s'agit, une fois de plus, d'une monumentale supercherie. Dans les meilleurs des cas, ces fameux principes actifs dits « naturels », tellement mis en exergue dans les spots et les encarts publicitaires, ne représentent souvent pas plus de 1 % de la composition totale du produit. Faut-il vraiment préciser qu'à des doses aussi dérisoires l'efficacité de ces principes actifs est pour le moins douteuse et sujette à caution ? Et cela d'autant plus que leur pouvoir est entièrement contrecarré par le nombre, la diversité et les énormes proportions de produits chimiques « purs et durs » qui les accompagnent immanquablement. Soyons clair : il ne s'agit ni plus ni moins que d'une simple opération marketing qui surfe sur la vague « verte » actuelle, et certainement pas de véritables produits naturels pouvant apporter confort, bien-être ou satisfaction aux consommateurs.

Place aux produits naturels et séculaires !

Conséquence directe de cette salutaire prise de conscience, de plus en plus de personnes se détournent donc des produits chimiques plus onéreux et dangereux que réellement

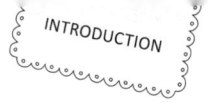

efficaces, pour tenter de trouver – de retrouver, devrait-on plus justement dire – des solutions naturelles, inoffensives, économiques et fiables. Ces fameux remèdes de grands-mères injustement décriés.

Bonne nouvelle ! Tous ces produits qui peuvent rendre notre vie plus facile, plus agréable et plus belle existent. Et, en plus, ils sont connus. Depuis fort longtemps. L'argile, le sel, le vinaigre, le chlorure de magnésium… en font partie. Tout comme la « petite vache » si précieuse au cœur des Québécois ou le « sel de Vichy » de nos voisins belges : le bicarbonate de soude !

Sur les rives du Nil et dans l'ombre du Sphinx

Dire que le bicarbonate de soude est un remède séculaire serait injuste pour ce produit. Car, de fait, il est utilisé depuis la nuit des temps…

Initialement, celui que l'on peut appeler l'« ancêtre » du bicarbonate était le produit des cendres de certaines plantes. Les premiers témoignages de l'utilisation de ces cendres « magiques » remontent à l'Égypte antique. En cette lointaine époque, les Égyptiens employaient en effet le natron, qui n'était autre qu'un mélange de carbonate de sodium et de bicarbonate de sodium. Le natron était obtenu en faisant s'évaporer l'eau d'une étendue d'eau salée. Ses utilisations étaient alors extrêmement nombreuses et tout aussi diversifiées. Il était utilisé pour l'hygiène corporelle (il faisait office de savon mais aussi, selon certaines sources, de déodorant et de dentifrice). Il entrait dans la coloration de certains tissus. Il était même employé dans le processus de momification, art funéraire dans lequel les Égyptiens étaient passés maîtres. Plus tard, toujours sur les rives du Nil, il a encore été utilisé pour produire du verre.

... et les boulangers américains

Faisons ensemble un grand saut dans le temps et dans l'espace... De l'Antiquité égyptienne passons au XVIIIᵉ siècle et des rives du Nil passons aux berges de la Seine...

Né dans une petite localité du Cher en 1742, Nicolas Leblanc embrasse d'abord une carrière médicale avant de s'orienter vers la chimie. S'il n'est guère connu du grand public, il est cependant réputé auprès des spécialistes pour avoir mis au point un procédé qui porte son nom et qui permet d'obtenir du carbonate de sodium à partir d'eau de mer. Avec le soutien politique et financier du duc d'Orléans, il monte sur les bords de la Seine, à Saint-Denis, une fabrique de soude artificielle qui produira jusqu'à trois cents kilos de produit par an. Nous sommes alors en 1791. Cependant, à peine deux ans plus tard, l'exécution du duc d'Orléans sur l'écha-faud marque la fin du rêve industriel de Leblanc qui voit son usine fermée et démontée. Pour lui, c'est la ruine. Il se voit alors contraint par le pouvoir en place de rendre son procédé public et n'est indemnisé que de manière dérisoire.

Fort efficace pour l'époque, son procédé restera utilisé sans grande modification jusque vers la fin des années 1870. Et cela malgré le fait qu'il était loin d'être dépourvu de défauts. L'un de ses inconvénients majeurs, et non des moindres, étant une importante production de résidus toxiques.

Pendant ce temps, de l'autre côté de l'Atlantique, deux boulangers new-yorkais se penchent sur leurs pétrins et cherchent un moyen de faire plus facilement lever la pâte. Rien à voir avec les recherches de Leblanc, pensez-vous ? Erreur !

John Dwight, originaire du Massachusetts, et son beau-frère Austin Church, originaire du Connecticut, constatent que, lorsqu'il est incorporé à du lait, le carbonate de sodium donne naissance à du gaz carbonique qui a un effet de levure. Poussant plus loin leurs investigations, ils par-viennent quelque temps plus tard à raffiner le carbonate de sodium pour obtenir du bicarbonate de sodium. Si leur partenariat étroit remonte à 1846, il faut cependant encore attendre un demi-siècle pour qu'ils créent une société commune. Aujourd'hui, « Church & Dwight Co., Inc. » est, à l'échelle américaine, une société relativement importante, spécialisée dans la fabrication de plusieurs produits ménagers, et notamment du bicarbonate de soude et divers produits dérivés.

Après le procédé Leblanc, le procédé Solvay

Sur la base du procédé Leblanc, un chimiste belge va mettre au point un nouveau procédé, plus efficace, moins coûteux et moins polluant. Tout à la fois chimiste, homme d'affaires et mécène, Ernest Solvay est né aux confins de la province francophone du Brabant wallon, à Rebecq-Rognon, en 1838. Aussi bien passionné par l'histoire naturelle que par la physique et la chimie, il devra interrompre ses études pour des raisons de santé et ne verra donc jamais les amphithéâtres des universités belges. Ce qui ne l'empêche pas de devenir par la suite l'un des plus importants bienfaiteurs de l'Université libre de Bruxelles (ULB). Sans rancune, donc… S'il ne poursuit pas de longues études, Solvay est par contre un parfait autodidacte.

Alors qu'il travaille dans l'usine à gaz de l'un de ses oncles, il met au point divers procédés visant à améliorer l'efficacité (et donc la rentabilité) de l'entreprise. Il arrive ainsi à assurer la bonne récupération de l'ammoniac utilisé. Et découvre par la suite un procédé révolutionnaire de fabrication de la soude. Très vite, il se rend compte du potentiel énorme de cette découverte et s'empresse de faire breveter, dès 1861, un procédé à l'ammoniac autorisant la fabrication à l'échelle industrielle du carbonate de sodium à partir de calcaire et de chlorure de sodium. Le fameux procédé Solvay voit officiellement le jour !

Techniquement parlant, le procédé mis au point par le chimiste belge est le suivant. Il produit du carbonate de sodium à partir de sel (chlorure de sodium) et de craie (carbonate de calcium). Outre du carbonate de sodium, le procédé Solvay permet aussi d'obtenir du chlorure de calcium (notamment utilisé dans les unités de réfrigération et pour le salage des routes) et de récupérer de l'ammoniac. Le bicarbonate de soude est formé en faisant passer du dioxyde de carbone dans une solution aqueuse basique de chlorure de sodium.

Une révolution

Même si les détails techniques et les astuces chimiques n'intéressent que relativement peu de monde, hormis une poignée de chimistes et d'industriels, il n'empêche que le procédé Solvay est une véritable révolution. Car il présente énormément d'avantages par rapport au procédé Leblanc utilisé jusqu'alors. Le sel et la craie sont relativement abondants et peu onéreux, même si leur extraction à l'échelle industrielle peut causer des dommages environnementaux certains. Quant à l'ammoniac, il est complètement recyclé en cours de réaction (le procédé Solvay dégage moins de déchets en règle générale, et moins de résidus toxiques notamment, que celui de Leblanc).

Il n'est donc pas étonnant de constater que ce même procédé est toujours utilisé pour fabriquer près de 75 % de la production mondiale de bicarbonate de soude, plaçant ainsi le puissant groupe industriel Solvay à la toute première place mondiale des fabricants. Il ne connaît en réalité qu'une seule concurrence : les champs d'extraction de carbonate de sodium dans les gisements de natron (le même que celui qui était déjà utilisé par les Égyptiens de l'Antiquité) que l'on trouve aux États-Unis, dans certains pays d'Afrique et… en Égypte.

Un produit aussi facile à acheter qu'à conserver

Aujourd'hui, le bicarbonate de soude se trouve facilement dans un grand nombre de commerces. Qu'il s'agisse de certains magasins spécialisés en produits naturels ou de pharmacies bien approvisionnées. On le trouve même dans certaines épiceries et dans la plupart des grandes surfaces. Il n'y côtoie pas les produits nettoyants ou lessiviels industriels à qui il ferait peut-être une trop forte concurrence, mais se trouve habituellement dans les mêmes rayonnages que le sel ou la farine. Il faut alors prendre garde à ne pas le confondre avec cette dernière, car les conditionnements sont souvent très similaires.

On peut aussi acheter du bicarbonate de soude dans certains magasins spécialisés en produits biologiques. Il présente alors un avantage de taille : sa qualité biologique, justement. En outre, dans bien des cas, il est alors… moins cher que le produit industriel similaire vendu en grande surface.

Lorsque vous avez trouvé le bicarbonate de soude dans les rayons et que vous l'avez ramené chez vous, il n'y a plus qu'à le conserver dans les meilleures conditions. Ce qui est loin d'être difficile car le produit est relativement peu exigeant. L'idéal est de le conserver dans son emballage d'origine glissé dans une armoire bien sèche et dépourvue de toute odeur. Car le bicarbonate a notamment pour particularité d'absorber les odeurs environnantes. Ce qui est incontestablement bien utile pour désodoriser un réfrigérateur, un placard ou une armoire à chaussures, mais redoutable lorsqu'il s'agit tout simplement de le conserver.

Attrait supplémentaire : dans des conditions optimales, le bicarbonate de soude possède une longue durée de conservation. Et si vous avez un doute, un simple petit test suffira à vous rassurer rapidement… Tout d'abord, vous devez le regarder et le sentir : s'il ne s'agglomère pas en petites boulettes pâteuses et s'il ne dégage aucune véritable odeur, c'est déjà un signe encourageant. Ensuite, versez deux cuillerées à soupe de vinaigre dans une soucoupe et ajoutez-y une demi-cuillerée à soupe de bicarbonate. Si une effervescence se produit, le bicarbonate est toujours bon et actif. Vous pouvez l'utiliser en toute confiance. Si, par contre, rien ne se produit, n'hésitez pas à jeter le paquet et à courir au magasin le plus proche pour en racheter. Il vous sera toujours utile !

Un produit d'une extraordinaire polyvalence

On le sait rarement, mais le bicarbonate de soude connaît divers usages industriels. Il est notamment utilisé en verrerie (ce que les Égyptiens savaient déjà quand ils utilisaient le natron) et en métallurgie. Mais il est principalement employé par les industriels de l'agroalimentaire : il est alors surtout utilisé en boulangerie et entre dans la liste des ingrédients de certaines boissons effervescentes (c'est notamment le cas pour les eaux réputées « bicarbonatées »). Enfin, ses propriétés ne sont pas passées inaperçues de l'industrie pharmaceutique et parapharmaceutique.

Du bicarbonate de soude dans l'organisme ?

Le bicarbonate de soude fait partie intégrante d'une grande partie des organismes vivants sur terre. Et notamment de l'organisme humain. Tous, sans le savoir, nous possédons du bicarbonate de soude à l'état naturel en nous. Et son rôle n'est pas sans importance : il a, en effet, la réputation d'assurer la bonne régulation du taux du pH sanguin et donc de maintenir des concentrations normales d'acide.

Plus intéressant et important encore : le bicarbonate de soude connaît une foule d'utilisations quotidiennes, qui visent toutes à faciliter notre vie « de tous les jours » et à accroître notre bien-être général.

Il rend les cheveux plus soyeux et fait disparaître les vilaines taches de fusain. Il élimine les mauvaises herbes au jardin et soulage les brûlures d'estomac. Il fait briller le cuivre et désodorise congélateur ou réfrigérateur. Il permet d'avoir les mains plus douces et de nettoyer très efficacement le pare-brise de sa voiture. Il soigne les verrues et assure le parfait nettoyage des fours.

On pourrait encore multiplier longtemps ces exemples. Le bicarbonate de soude fait preuve d'une extraordinaire polyvalence qu'il doit à ses nombreuses propriétés spécifiques :

– le bicarbonate de soude est d'**une totale innocuité** : aux doses normales et recommandées, le bicarbonate de soude est sans le moindre danger pour l'organisme humain. Que ce soit celui des adultes ou celui des enfants. Il est notamment sans danger pour la peau (contrairement à bien des produits industriels, il ne cause ni irritations ni démangeaisons) et peut même être avalé, même par accident. Il est également sans danger pour les animaux de compagnie (notamment les chiens et les chats) que nous sommes de plus en plus nombreux à posséder ;

– le bicarbonate de soude est **facilement accessible** : on le retrouve désormais dans un grand nombre de commerces spécialisés ou non ;

– le bicarbonate de soude est **très économique** : que ce soit à l'achat ou à l'usage, le bicarbonate est un produit peu coûteux. À elle seule, cette petite poudre blanche est à même de remplacer une large palette de produits industriels qui, s'ils sont nettement plus onéreux, ne sont pas nécessairement plus efficaces ou plus sains, bien au contraire ;

– le bicarbonate de soude est **entièrement biodégradable** : il s'agit d'un produit non polluant qui ne cause aucun dommage direct ou indirect à l'environnement naturel ;

– le bicarbonate de soude est encore adoucissant (parfait pour les lessives), cosmétique (idéal pour la peau et les cheveux, notamment), anti-acide, non-inflammable et thérapeutique, reconnu en médecine douce et naturelle.

Bicarbonate de soude, mode d'emploi

Le bicarbonate de soude peut être utilisé de plusieurs manières différentes, en fonction de l'objectif poursuivi. Il peut être saupoudré, laissé à l'air libre, dilué dans de l'eau ou préparé comme une pâte.

Le **saupoudrage** est probablement la manière la plus rapide et la plus simple de l'utiliser : il suffit de saupoudrer le produit, sans excès, aux endroits voulus. Cette technique d'une simplicité enfantine est parfaite pour nettoyer, détacher ou désodoriser des moquettes, des tapis et, d'une manière plus générale, des tissus. Mais elle est également efficace pour l'hygiène corporelle (et notamment le brossage des dents) ou celle de vos animaux de compagnie.

La **dissolution dans l'eau** est une deuxième méthode d'utilisation. Sachant que le bicarbonate de soude se dissout merveilleusement bien dans l'eau. Il suffit de verser le produit dans le liquide, en respectant les proportions requises, et

de patienter quelques instants. Ce procédé est essentiellement utilisé pour tous les remèdes qui concernent l'hygiène
corporelle, la beauté (lotions pour le visage…) et la santé
(par voie buccale, en cas de digestion difficile, par exemple).

De l'eau tiède ou froide et du bicarbonate de soude : il n'en
faut pas plus pour confectionner une **pâte efficace**, apte à
résoudre bien des problèmes. Du moins à condition de toujours respecter scrupuleusement les proportions suivantes :
un tiers de bicarbonate de soude pour deux tiers d'eau. Notez
cependant que l'eau peut, en fonction des besoins, être rem-
placée par d'autres liquides : une tisane ou une décoction
naturelle de plantes, du vinaigre, du jus de citron jaune fraîchement pressé… Quel que soit le liquide, les proportions à
respecter restent cependant toujours identiques. La pâte à
base de bicarbonate de soude est surtout indiquée pour le
nettoyage de la maison : nettoyage des surfaces, décapage,
brillance des objets métalliques ou en alliage métallique…
Elle peut aussi être utilisée pour l'hygiène corporelle, les
soins de santé ou les soins de beauté qui nécessitent une
application.

La **disposition à l'air libre** est aussi d'une réelle simplicité :
versez un peu de bicarbonate de soude dans une soucoupe
ou un bol et placez celui-ci à l'endroit que vous désirez désodoriser : votre réfrigérateur, un placard, un dessous d'évier…

Laissez le récipient en place pendant huit à dix jours environ,
en fonction du volume à désodoriser et de la quantité de

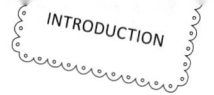

bicarbonate de soude utilisée. Ensuite, jetez le bicarbonate et remplacez-le par une nouvelle quantité de produit.

Et en cuisine ?

Tous les cuisiniers et pâtissiers le savent bien : le bicarbonate de soude est d'une réelle utilité aux fourneaux. Il réduit l'acidité des compotes et celle des confitures. Il aide à obtenir des omelettes joliment gonflées et délicieuses. Il rend les légumes secs plus digestes. Il garantit l'agréable légèreté des pâtes à gâteaux. Il permet aux légumes mis en conserve de garder leurs couleurs et l'ensemble de leurs éléments nutritifs...

Toutes ces applications gourmandes impliquent que le bicarbonate de soude puisse être chauffé (lorsqu'il est dilué dans de l'eau ou dans une autre préparation) et cuit (il peut être intégré à des recettes nécessitant une cuisson sur le feu ou au four).

Certains détracteurs tentent de faire croire que le bicarbonate de soude détruirait certaines vitamines contenues dans les aliments. Jusqu'à présent, il ne s'agit que d'affirmations gratuites et, en tout cas, non fondées sur des preuves quelconques. Au contraire, le bicarbonate peut être résolument classé parmi les produits alimentaires et il est reconnu depuis bien longtemps qu'il est absolument sans danger pour les aliments et la santé humaine.

Toxicité ou pas ?

La question est d'importance : le bicarbonate de soude peut-il présenter un risque de toxicité ? D'entrée de jeu, soyons très clair : utilisé normalement et aux doses recommandées, le bicarbonate de soude ne présente aucune toxicité connue !

Pas de confusion !

Le bicarbonate de soude ne doit, bien entendu, jamais être confondu avec d'autres substances, nettement moins inoffensives, dont les appellations sont relativement proches. Le carbonate de soude et la soude caustique, notamment.

Même s'il a longtemps porté le simple nom de « soude », le carbonate de soude (ou carbonate de sodium) est très irritant pour la peau et il est donc conseillé d'utiliser des gants avant de le manipuler. Il est utilisé dans la fabrication du verre, entre dans la composition de certains détergents (notamment lessiviels) et de certains isolants à base de chanvre (dans le domaine de la construction).

La soude caustique est l'un des produits chimiques industriels parmi les plus utilisés. De sa formule chimique $NaOH$, et également appelée hydroxyde de sodium, elle est utilisée dans la fabrication du verre, mais aussi dans celle de savons, de détergents et de produits de nettoyage. Elle entre aussi dans la composition de désinfectants, de certains décapants à peinture, de déboucheurs chimiques… Elle intervient aussi dans le traitement du pétrole et du gaz naturel. Parmi bien d'autres utilisations encore… La soude caustique est extrêmement irritante pour la peau, les voies respiratoires et digestives, ainsi que pour les yeux.

Elle doit toujours être manipulée avec des gants et, le cas échéant, avec des protections efficaces pour les yeux et les voies respiratoires.

La seule précaution concerne son éventuelle interaction avec une poignée de médicaments très spécifiques et relativement peu utilisés. En cas de crainte ou de doute, le conseil d'un médecin compétent et avisé vous sera bien entendu fort utile.

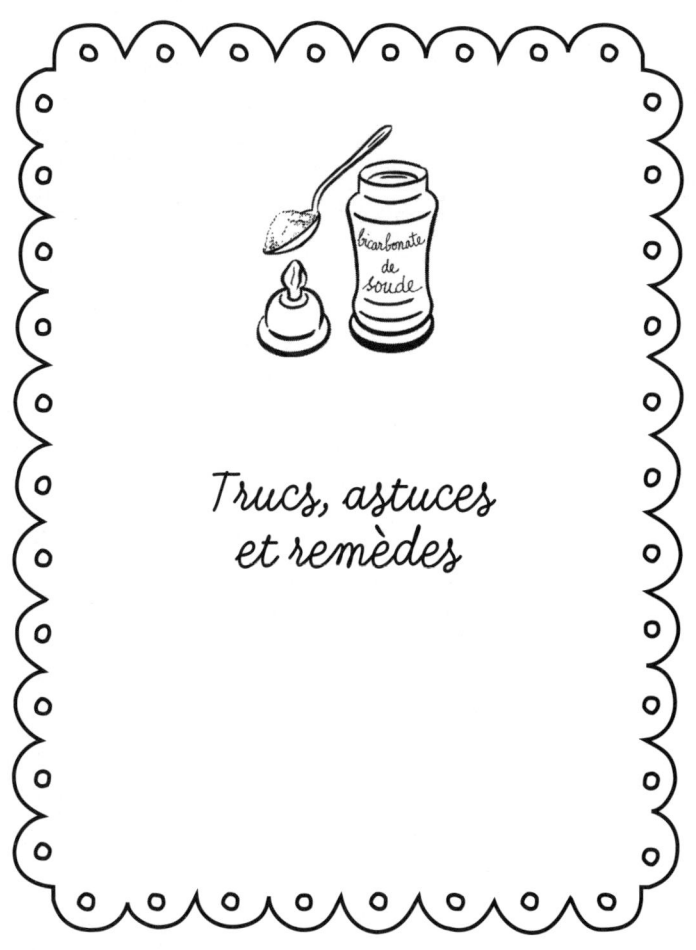

Trucs, astuces
et remèdes

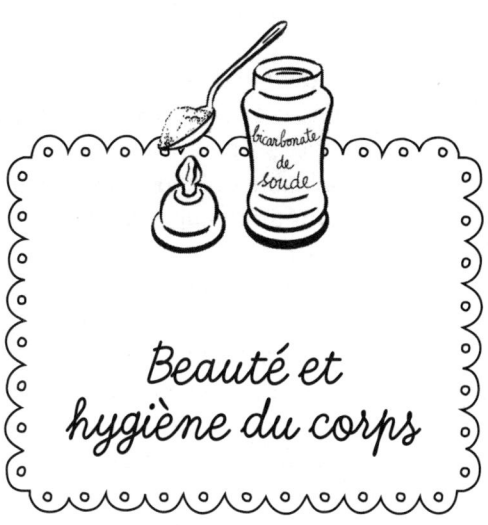

Beauté et
hygiène du corps

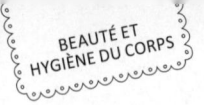

Acné (soigner l')

1 cuil. à café de bicarbonate de soude • 1 bol d'eau froide

L'acné dite juvénile reste l'une des principales hantises d'une grande partie des adolescents. Se rendant compte du formidable potentiel offert par cette clientèle spécifique très malléable et influençable, de nombreux fabricants industriels proposent aujourd'hui des lotions plus « miraculeuses » les unes que les autres… mais dont l'efficacité n'est que rarement en rapport avec le prix d'achat.

Plus simple, moins cher et au moins aussi efficace, le bicarbonate de soude vient à votre secours si vous voulez faire disparaître votre acné. Il vous suffit de confectionner une petite pâte, pas trop liquide mais pas trop épaisse non plus, en mélangeant intimement une cuillerée à café de bicarbonate à un petit bol d'eau froide. Appliquez ensuite la pâte ainsi obtenue sur les zones du visage à traiter, en vous aidant d'un petit tampon de coton. Rincez ensuite à l'eau claire, puis séchez-vous le visage. L'action du bicarbonate est double : non seulement il va contribuer à assainir votre peau, mais il va aussi apaiser les horripilantes irritations. Répétez cette opération autant que nécessaire.

Mes conseils en plus

Un conseil important : ne mettez surtout pas cette pâte sur ou dans vos yeux. Si, par accident, cela arrive, rincez-vous immédiatement les yeux à l'eau claire.

Problème de peau relativement fréquent, l'acné peut gâcher la vie d'un(e) adolescent(e) de par son côté inesthétique. La plupart du temps banale, elle peut néanmoins nécessiter, dans certains cas, des traitements qui passent pour être assez contraignants et intensifs. Cette maladie de la peau qui affecterait, selon certains chiffres, plus de 70 % des adolescents, est causée par la conjonction de trois facteurs : la sécrétion excessive de sébum dans le follicule pileux qui se trouve à la racine des poils, l'obstruction du follicule et un développement bactérien à l'intérieur du follicule. Contrairement à certaines idées reçues, l'alimentation ne joue aucun rôle dans l'apparition et/ou le développement de l'acné (et cela même si une nourriture saine et équilibrée doit toujours être de mise). Pas plus que cette maladie n'est due à un manque d'hygiène (au contraire, certains « ados » aggravent l'acné en nettoyant les lésions de manière trop drastique et/ou avec des produits industriels agressifs et peu recommandés). Enfin, même si les lésions d'acné contiennent une petite bactérie, il ne s'agit en aucun cas d'une maladie contagieuse ou transmissible.

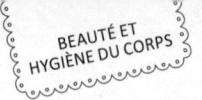

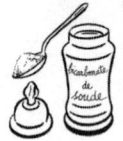

Bouche (effectuer un bain de)

1 cuil. à café de bicarbonate de soude • 1 goutte d'huile essentielle d'eucalyptus • 5 cl d'eau déminéralisée • 1 cuil. à café de sel

Un bain de bouche « maison » réalisé à base de bicarbonate de soude vous permettra d'avoir toujours la bouche et l'haleine fraîches. Ce qui, bien sûr, sera aussi agréable pour vous que pour vos proches.

Rien de plus facile que de le confectionner chez vous ! Versez, dans un bol, une cuillerée à café de bicarbonate de soude, la même quantité de sel, cinq centilitres d'eau déminéralisée préalablement bouillie et une petite goutte d'huile essentielle d'eucalyptus. Mélangez bien tous ces ingrédients et transvasez la préparation ainsi obtenue dans une bouteille ou un flacon fermant hermétiquement. Utilisez ce bain de bouche « maison » après chaque brossage de dents, en recrachant le liquide après utilisation.

Mes conseils en plus

Une eau est dite déminéralisée lorsque tous les sels et minéraux qu'elle contenait à l'origine ont été éliminés. Elle est habituellement utilisée pour des applications industrielles (industries pharmaceutique, alimentaire, électronique…) ou domestiques qui nécessitent une eau peu chargée en sels et dotée d'une faible conductivité. Elle ne doit pas être confondue avec l'eau distillée ; la distillation de l'eau étant en fait une sorte d'« imitation » du processus naturel d'évaporation.

Pour sa part, l'huile essentielle d'eucalyptus, disponible dans tous les magasins spécialisés en produits naturels et biologiques, est unanimement reconnue comme étant tout à la fois tonifiante et stimulante. Entre autres utilisations, elle est fort appréciée pour soigner les affections des voies respiratoires supérieures et, donc, en cas de rhume ou grippe, par exemple. Toutefois, elle est déconseillée aux jeunes enfants comme aux femmes enceintes et elle ne peut être ingérée.

Cheveux (rendre plus soyeux les)

1/4 de cuil. à soupe de bicarbonate de soude • 1 l d'eau tiède

Des cheveux agréablement soyeux, tout le monde en rêve ! Concrétisez donc ce rêve grâce au bicarbonate de soude. Confectionnez une solution à base d'un litre d'eau claire et d'un quart de cuillerée à soupe de bicarbonate de soude. Utilisez-la après votre shampoing habituel pour rincer vos cheveux. Leur soyeux fera envie à toutes vos connaissances.

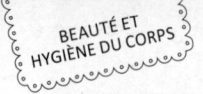
Mes conseils en plus

Vous pouvez, bien entendu, varier les volumes utilisés pour réaliser la solution bicarbonatée, à la condition expresse de toujours respecter scrupuleusement les mêmes proportions. Exemples : deux litres d'eau et une demi-cuillerée à soupe de bicarbonate ou quatre litres d'eau pour une cuillerée à soupe de bicarbonate…

Dents (plus blanches)
bicarbonate de soude

Un sourire étincelant et la vie est tout de suite plus belle ! Pour avoir et conserver des dents bien blanches, le bicarbonate de soude est à recommander sans la moindre hésitation. Il vous suffit de saupoudrer légèrement votre brosse à dents de bicarbonate de soude, puis de vous frotter les dents comme d'habitude. Rincez-vous soigneusement la bouche après cette opération.

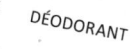

Mes conseils en plus

Précision importante : cette petite astuce, facile et écono-mique, est d'une réelle efficacité. Néanmoins, elle ne peut pas être répétée trop souvent sous peine d'abîmer l'émail des dents. Une fois tous les dix jours semble être une excel-lente cadence, conciliant harmonieusement la blancheur des dents et la préservation de leur émail. Entre-temps, vous pouvez bien sûr continuer à utiliser votre dentifrice habituel, de préférence biologique.

Déodorant (fait « maison »)
1 cuil. à café de bicarbonate de soude • 1 verre d'eau froide

Bien sûr, vous utilisez quotidiennement du dé-odorant. Et, bien sûr aussi, comme l'immense majorité des consommateurs, vous l'achetez en grande surface, en maga-sin bio ou en parfumerie. Mais savez-vous qu'il est possible de réaliser de belles économies tout en bénéficiant d'un déo vraiment efficace et non toxique ? À condition, toutefois, de le fabriquer vous-même et de privilégier le bicarbonate de soude… En plus, c'est hyperfacile ! Remplissez un verre avec de l'eau froide, puis versez-y une cuillerée à café de bicarbonate de soude. Appliquez cette préparation sous les aisselles. Plus jamais vous n'achèterez de déodorant dans le commerce !

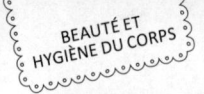
Mes conseils en plus

Si vous transpirez vraiment abondamment, il se peut qu'une application journalière de ce déodorant « maison » ne suffise pas. Le mieux est donc d'avoir toujours du bicarbonate de soude sous la main. En cours de journée, vous pouvez légèrement saupoudrer vos aisselles de bicarbonate non dilué. C'est discret et très efficace.

Feu du rasoir (soulager le)

1 cuil. à soupe de bicarbonate de soude • 1 verre d'eau tiède

Si vous vous rasez chaque matin et que vous avez la peau fragile, vous connaissez très certainement le tristement célèbre « feu du rasoir ». Rougeurs et douleurs sont alors au rendez-vous de votre rasage matinal, ce qui n'est certes pas une manière agréable de débuter la journée. Pour atténuer les effets (et les méfaits) du « feu du rasoir », confectionnez sans hésitation une petite lotion composée d'un verre d'eau tiède et d'une cuillerée à soupe de bicarbonate de soude. Mélangez bien puis, à l'aide d'un morceau de coton, appliquez-la sur les zones du visage à soulager, en évitant très soigneusement les yeux et leur contour. Rincez ensuite votre visage à l'eau claire et séchez-le.

Mes conseils en plus

❧✦❧

Il existe une autre manière de rendre le rasage moins douloureux : se raser avant les repas plutôt qu'après. En effet, il semblerait que les vaisseaux sanguins aient tendance à se dilater après avoir fait bombance, ce qui augmente bien entendu les risques de coupures. D'autre part, il est toujours déconseillé de se raser à l'eau froide, quel que soit le mode de rasage utilisé (rabot, rasoir électrique…). Et si vous êtes sujet au « feu du rasoir », évitez absolument tous les après-rasages et toutes les lotions contenant de l'alcool.

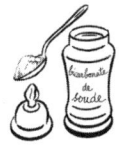

Haleine (rafraîchir son)

1 cuil. à café de bicarbonate de soude • 1 goutte d'huile essentielle d'eucalyptus • 5 cl d'eau déminéralisée • 1 cuil. à café de sel

Pour avoir une haleine toujours fraîche, réalisez votre bain de bouche « maison » à base de bicarbonate de soude. Pour cela, versez, dans un bol, une cuillerée à café de bicarbonate de soude, la même quantité de sel, cinq centilitres d'eau déminéralisée préalablement bouillie et une petite goutte d'huile essentielle d'eucalyptus. Mélangez bien tous ces ingrédients et transvasez la préparation ainsi obtenue dans une bouteille ou un flacon fermant hermétiquement. Utilisez ce bain de bouche rafraîchissant après chaque brossage de dents, en recrachant le liquide après utilisation.

Mes conseils en plus

Une mauvaise haleine – qui est uniquement perçue par les autres et jamais par le sujet – peut avoir toute une série de causes différentes. Des caries négligées et des gingivites en font partie, tout comme, d'une manière plus générale, l'ensemble des problèmes buccaux. L'acidité gastro-œsophagienne, souvent causée par un abus de tabac et/ou d'alcool, peut rendre l'haleine lourde et fétide. Les problèmes de nez et de sinus (rhinites, sinusites chroniques…) jouent également un rôle important, de même que le stress. Pour remédier à ce problème extrêmement gênant, le recours au bicarbonate de soude est une excellente solution. Mais elle n'est pas la seule. Une bonne hygiène dentaire et buccale, ralentir la consommation de ce que l'on appelle parfois les « émetteurs d'odeurs » (le tabac, la cigarette…), une diminution de l'acidité gastrique et une diminution du stress général sont tout aussi importants (si pas plus encore) que l'utilisation judicieuse du bicarbonate de soude.

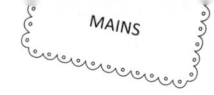

Mains (plus douces)

bicarbonate de soude • eau froide ou tiède

Parce que c'est votre type de peau ou parce que celle-ci a été agressée par l'humidité ou le froid, vos mains n'ont plus cette douceur qui fait le bonheur de votre partenaire. Redonnez-leur toute leur douceur sans pour autant consacrer des budgets presque indécents en crèmes industrielles tant vantées par les publicitaires. Fiez-vous plutôt au bicarbonate de soude ! Il suffit de vous mouiller les mains, puis de saupoudrer dessus un peu de bicarbonate de soude. Frottez-vous les mains comme si vous les laviez au savon avant de les rincer sous l'eau froide et de les sécher. Répétez cette opération aussi souvent que nécessaire.

Mes conseils en plus

Bonne nouvelle : voilà un petit traitement sans le moindre risque pour votre peau, même si vous prenez l'habitude de le répéter très régulièrement. Aucun risque d'irritation, d'allergie…

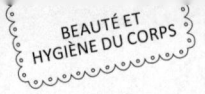

Manucure (préparer une séance de)

1 cuil. à café de bicarbonate de soude • 1 bol d'eau froide

Vous allez vous offrir une séance de manucure ? Bravo ! L'essentiel est que vous en profitiez au maximum ! Pour vous y aider, préparez vos mains en faisant une nouvelle fois entière confiance au bicarbonate de soude. Voici comment faire : remplissez un petit bol avec de l'eau tiède et versez-y une généreuse cuillerée à café de bicarbonate de soude. Mélangez bien, puis plongez vos mains dans ce mélange bicarbonaté. Laissez-les tremper pendant une bonne dizaine de minutes, jusqu'à ce que l'eau commence à refroidir. Rincez vos mains, séchez-les et courez chez la manucure.

Mes conseils en plus

Le bicarbonate de soude a, ici, un double effet. D'une part, il va adoucir toutes les petites peaux qui, en cours de manucure, seront ainsi beaucoup plus faciles à enlever. Et, d'autre part, il va très soigneusement nettoyer vos ongles en profondeur.

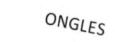

Ongles (soigner et entretenir ses)

1 petit bol de bicarbonate de soude • 1 goutte de solvant pour vernis à ongles

Toutes les femmes le savent bien : les solvants pour vernis à ongles sont hyperagressifs et peuvent même causer de très sérieuses irritations. D'autant plus que les fabricants recommandent presque toujours de les utiliser purs. Ce qui n'a rien d'un hasard. Après tout, ils en vendront ainsi beaucoup plus que s'ils préconisaient de diluer leurs produits… Aujourd'hui, vous êtes face à un problème qui vous semble insoluble. D'une part, vous aimez appliquer du vernis sur vos ongles. Mais, d'autre part, vous n'avez aucune envie que vos ongles ou vos doigts souffrent d'irritations plus ou moins graves. Pour retirer du vernis sans risque, il n'y a pas mille solutions : il convient de réduire très fortement les doses de solvants chimiques utilisés. Alors, que faire ? Une fois de plus, la solution la plus sage passe par l'utilisation du bicarbonate de soude ! Versez une petite goutte de solvant au centre de chaque ongle à traiter et nettoyez. Aussitôt, enfoncez le bout des doigts dans un récipient rempli de bicarbonate de soude, de manière à bien recouvrir les ongles. Il n'y a plus, ensuite, qu'à les frotter avec un petit linge doux et propre. Plus de vernis. Et pas d'irritation…

Mes conseils en plus

Peu de jeunes filles et de femmes le savent, et pourtant : un peu comme n'importe quelle peinture industrielle, les vernis à ongles contiennent des pigments et des résines. Différents solvants, parfois toxiques avérés (acétone, toluène, formaldéhyde…), sont ajoutés à la formule, histoire – disent les industriels – d'accroître l'onctuosité du produit et d'en faciliter l'application. Une fois la laque appliquée sur l'ongle, ce sont les solvants qui, en s'évaporant, permettent le durcissement de la couche de vernis. L'odeur très caractéristique et peu agréable du vernis à ongles est celle du solvant qui s'évapore. Dans le cas des vernis à eau, c'est l'eau qui s'évapore et il n'y a donc pas de dégagement d'odeur. Dans la plupart des produits industriels commercialisés par les principales grandes marques présentes sur le marché, un autre type de produits chimiques est encore ajouté : les plastifiants (dont le dibutyl phtalate) qui sont aussi des toxiques avérés à toutes les doses. Ce qui n'empêche pas une législation curieusement laxiste de les autoriser dans certaines proportions. Ce qui est totalement hypocrite puisque, si la quantité de plastifiant dans chaque flacon respecte la législation, c'est l'accumulation, à force d'utilisations et de vernissages des ongles, qui est dangereuse et hautement toxique. Ces produits sont notamment responsables de fausses couches et de malformations de fœtus. Un vernis à ongles sain et inoffensif pour la santé humaine ne doit jamais contenir les produits suivants : tous les produits de la famille des phtalates, le toluène, le xylène et le formaldéhyde. Il existe aujourd'hui certains vernis à ongles qui osent se prétendre biologiques et qui sont exempts de formol et de toluène. Mais ils contiennent cependant des phtalates et des plastifiants. L'appellation « bio » est donc, dans ce cas, totalement usurpée et mensongère. Un brevet a cependant été déposé, il y a une dizaine d'années de cela par Yingchun Liu, relatif à un vernis à ongles à l'eau, sans odeur et totalement dépourvu d'acétone, de plastifiants, de toluène et de formaldéhyde. Mieux encore : les couleurs (une trentaine au total) sont à base de pigments naturels, sans colorants synthétisés chimiquement. Les expertes en la matière affirment qu'il est facile à appliquer, qu'il sèche assez vite (environ cinq minutes) et qu'il offre un fini parfait. Seul petit bémol : il nécessite un dissolvant spécifique.

Peau (nettoyer la)

bicarbonate de soude • eau froide ou tiède

Vous n'avez pas beaucoup de temps mais vous voulez jouer la carte de l'efficacité ! Pour nettoyer la peau de votre visage, aussi vite que bien, mouillez-vous les mains, puis saupoudrez-les sans excès de bicarbonate de soude. Massez-vous ensuite le visage, en procédant par petits mouvements circulaires. Une fois que vous en avez fini,

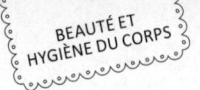
rincez soigneusement votre visage à l'eau froide ou tiède, puis séchez-le.

Mes conseils en plus

Attention : évitez absolument de mettre du bicarbonate de soude sur ou dans vos yeux. Si, par accident, cela arrive, rincez-vous immédiatement les yeux à l'eau claire.

Peeling (faire un)

3 cuil. à soupe de bicarbonate de soude • 1 cuil. à soupe de lait

Plus que d'autres parties du corps, la peau du visage est quotidiennement soumise à un très grand nombre d'agressions : le froid, l'humidité, la pollution, l'exposition aux rayons solaires, l'application de produits cosmétologiques industriels… Il n'est donc pas étonnant de constater qu'elle doit régulièrement être nettoyée et purifiée en profondeur. Si c'est pour lui appliquer une nouvelle dose de produits chimiques, cela ne vaut vraiment pas la peine. Rien de tel que de jouer la carte d'un produit tout à la fois efficace et inoffensif : le bicarbonate de soude. Donc, n'hésitez surtout pas à réaliser un peeling « maison » à l'aide d'une pâte bicarbonatée. Pour la confectionner, mélangez intimement une cuillerée à soupe de lait à trois cuillerées à soupe de bicarbonate. Une fois le visage démaquillé et lavé comme à l'ordinaire, appliquez cette pâte, en massant sans trop appuyer et en effectuant des petits mouvements circulaires. Rincez-vous ensuite soigneusement à l'eau froide et séchez-vous.

Mes conseils en plus

Grâce à ce peeling « maison », toutes les impuretés et peaux mortes auront disparu comme par enchantement. Le lait peut éventuellement être remplacé par de l'eau, dans les mêmes proportions. Comme d'habitude, évitez soigneusement les yeux et leur contour. Si, par accident, vous avez du bicarbonate dans les yeux, rincez-les aussitôt à l'eau claire, très généreusement.

Peigne (nettoyer et désinfecter un)

3 cuil. à soupe de bicarbonate de soude • 3 cuil. à soupe d'eau de Javel • eau chaude

Voilà probablement l'une des plus désagréables tâches ménagères : nettoyer un peigne abondamment utilisé. Cheveux, graisse... s'y sont accumulés et il faut maintenant les éliminer. Pour quelque peu alléger cette corvée, pensez à utiliser du bicarbonate de soude. Remplissez un évier ou un lavabo avec de l'eau chaude, puis versez-y trois cuillerées à soupe d'eau de Javel et la même quantité de bicarbonate de soude. Mélangez bien, puis plongez-y le peigne à nettoyer. Laissez-le ainsi tremper pendant une dizaine de minutes, puis sortez-le de son bain bicarbonaté, rincez-le à l'eau claire et séchez-le. Le tour est joué !

Mes conseils en plus

L'eau de Javel, parfois simplement appelée Javel, est une solution liquide très oxydante essentiellement utilisée comme désinfectant ou décolorant. Elle a été étudiée dès 1775 par le chimiste français Claude Louis Berthollet dont l'usine de produits chimiques était justement construite dans le quartier de…Javel, dans l'ouest de Paris. Sous sa forme liquide qui est la plus répandue à l'usage des particuliers, l'eau de Javel a une assez longue conservation : environ un an. Si ce délai est dépassé, l'eau de Javel ne possède plus aucun pouvoir désinfectant. Son utilisation doit être entourée de certaines précautions : elle est toxique, hautement corrosive et peut provoquer des brûlures sur la peau ou aux yeux. En outre, son inhalation peut provoquer certaines réactions respiratoires pouvant se manifester par de l'essoufflement, une sensation d'étouffement, voire par de la toux pouvant durer jusqu'à plusieurs mois ou plusieurs années selon les cas. L'eau de Javel ne peut jamais être utilisée pour nettoyer ou désinfecter des objets ou récipients en argent, en Inox ou en aluminium car elle les noircit. Pour une conservation idéale, elle doit être remisée dans un endroit frais et dans un contenant opaque, hermétiquement fermé.

Pieds (atténuer les odeurs de)

bicarbonate de soude

Des « pieds qui sentent », selon l'expression consacrée, cela peut être extrêmement embarrassant pour soi, mais aussi fort dérangeant pour son entourage. Pour éviter cet inconvénient qui touche un grand nombre de personnes, il y a le bicarbonate de soude. Saupoudrez-en chaque jour dans vos chaussettes, bas et chaussures. Pendant toute la journée, le bicarbonate va absorber les odeurs désagréables. En fin de journée, secouez chaussures et chaussettes afin d'éliminer l'excédent de produit, et recommencez le lendemain matin.

Mes conseils en plus

Cette astuce est véritablement efficace pour peu qu'elle puisse agir sur le moyen terme. En fonction de chaque personne, il faut en effet répéter cette petite opération pendant deux à trois semaines avant de constater un réel résultat probant. Mais ce n'est pas un problème puisque le bicarbonate est aussi inoffensif pour votre peau que pour les tissus et cuirs.

Les odeurs de pieds sont généralement provoquées par une transpiration excessive qui entraîne le développement de microbes, de bactéries et de champignons. La transpiration et les mauvaises odeurs peuvent aussi être plus importantes en cas de diabète, de mycoses ou de maladie de la peau. En plus du petit traitement au bicarbonate de soude évoqué ci-dessus, une parfaite hygiène des pieds permet, bien entendu, de lutter à la fois contre la transpiration et les mauvaises odeurs. Des chaussettes (en coton) et des chaussures (en cuir) de qualité sont aussi à privilégier. Dans ces deux cas, les matières synthétiques sont à éviter absolument.

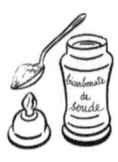

Prothèse dentaire (nettoyer et désinfecter une)

1 cuil. à soupe de bicarbonate de soude • 1 dose de produit nettoyant pour prothèses dentaires • 1 verre d'eau tiède

Pour effectuer deux opérations en une, à savoir nettoyer et désinfecter totalement une prothèse dentaire, il suffit de faire confiance, une nouvelle fois, au bicarbonate de soude. Remplissez un verre avec de l'eau tiède et versez-y une cuillerée à soupe de bicarbonate de soude et une dose de votre produit nettoyant pour dentiers. Mélangez bien ces divers ingrédients, puis trempez-y le dentier. Laissez-le ainsi profiter de son bain nettoyant et purificateur pendant au moins une demi-heure. Ensuite, vous n'avez plus qu'à le sortir du verre, jeter le mélange bicarbonaté et rincer le dentier qui sera comme neuf.

Mes conseils en plus

Une seule précaution, mais d'importance : cette solution nettoyante ne peut pas être appliquée aux dentiers provisoires. Ceux-ci sont en effet moins solides que les dentiers définitifs qui, eux, peuvent par contre pleinement profiter de cette astuce.

Shampoing (fait « maison »)
1 cuil. à soupe de bicarbonate de soude • 1 flacon de shampoing « spécial bébé »

Il est doux, efficace et peu onéreux : c'est votre shampoing « maison » à base de bicarbonate de soude ! Ouvrez un flacon de shampoing « spécial bébé » et versez-y une cuillerée à soupe de bicarbonate de soude. Fermez le récipient, secouez bien, puis utilisez cette préparation comme vous le feriez avec votre (ancien) shampoing habituel. Ce shampoing « maison » a une triple action : il débarrasse complètement vos cheveux des produits que vous y appliquez (gels...), il procure une véritable douceur à votre chevelure et, bien entendu, il lave parfaitement vos cheveux.

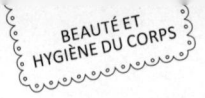

Teint (beau)

1 cuil. à café de bicarbonate de soude • 1 bol d'eau froide

Quoi de mieux qu'un teint frais et lumineux ? Pour obtenir ce merveilleux résultat sans devoir acquérir à prix d'or certaines lotions industrielles, il n'y a rien de tel que se fier aux vertus et propriétés du bicarbonate de soude. Versez de l'eau froide dans un bol, puis incorporez-y une bonne cuillerée à café de bicarbonate de soude. Mélangez jusqu'à obtention d'une préparation à mi-chemin entre la lotion liquide et la pâte. Appliquez-la sur le visage à l'aide d'un morceau de coton, puis rincez-vous le visage à l'eau claire et séchez-le.

Mes conseils en plus

Évitez, bien sûr, d'appliquer du bicarbonate de soude sur les yeux ou sur leur contour. Si cela arrive, dépêchez-vous de les rincer à l'eau claire.

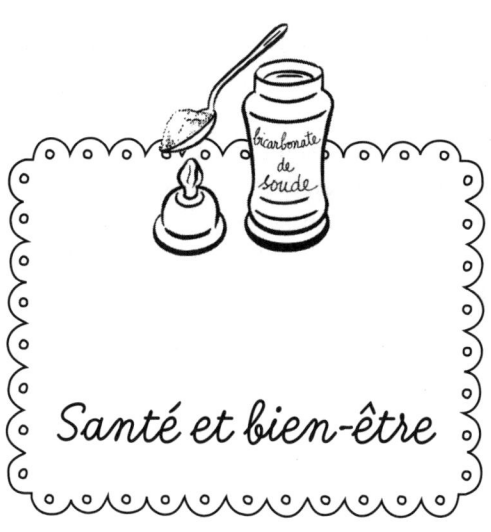

Santé et bien-être

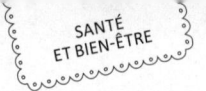

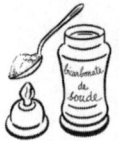

Ampoules aux mains (faire disparaître des)

3 cuil. à soupe de bicarbonate de soude • 5 l d'eau froide ou tiède

Vous avez beaucoup jardiné ou bricolé et vous avez maintenant des ampoules aux mains. La plupart du temps, c'est plus gênant que sérieux mais, dans certains cas, elles peuvent s'avérer douloureuses. Pour les faire rapidement disparaître, trempez vos mains dans une solution d'eau bicarbonatée, à raison de trois cuillerées à soupe de bicarbonate de soude pour environ cinq litres d'eau. Laissez-les tremper pendant quelques instants, puis séchez-les. Répétez cette opération pendant quelques jours, jusqu'à disparition des ampoules.

Mes conseils en plus

Il est important de bien vous sécher les mains après les avoir trempées dans ce bain à base de bicarbonate.

Comme les ampoules aux pieds, les ampoules aux mains résultent d'un frottement longuement répété et il s'agit donc de brûlures mécaniques. Si, aux pieds, des chaussures inadaptées sont souvent tenues pour responsables, aux mains, par contre, les ampoules sont souvent la conséquence d'une activité physique inhabituelle : séance sportive, bricolage, jardinage… Si la cause de l'ampoule ne semble pas bien définie, un avis médical peut être intéressant, car il existe certaines maladies de la peau, dont plusieurs maladies graves, dont l'un des symptômes est justement la formation de bulles similaires à des ampoules bénignes.

La prévention passe par le port de protections : par exemple des gants pour bricoler ou jardiner.

Lorsque l'ampoule est apparue, il est possible de la laisser telle quelle, en attente de sa disparition spontanée. Mais il est aussi possible de la percer pour y appliquer un antiseptique desséchant et un pansement. Autre solution : l'enlever et apposer un pansement mousse sur la petite plaie. Bien sûr, l'astuce au bicarbonate de soude évoquée ci-dessus reste toujours une excellente solution.

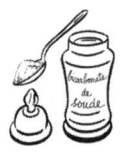

Ampoules aux pieds (faire disparaître des)

3 cuil. à soupe de bicarbonate de soude • 5 l d'eau froide ou tiède

Vous avez effectué une longue marche et vous constatez maintenant que vous avez des ampoules aux pieds. Pour les faire rapidement disparaître, trempez vos pieds dans une solution d'eau bicarbonatée, à raison de trois cuillerées à soupe de bicarbonate de soude pour environ cinq litres d'eau. Laissez-les tremper pendant quelques instants, puis séchez-les. Répétez cette opération pendant quelques jours, jusqu'à disparition des ampoules.

Mes conseils en plus

Il est important de bien vous sécher les pieds après les avoir trempés dans ce bain à base de bicarbonate. Les ampoules aux pieds apparaissent généralement à la suite d'un frottement répété (avec des chaussettes, ou avec les semelles de chaussures de sport, par exemple). Il s'agit de ce que l'on appelle généralement une « blessure mécanique ». Si ces ampoules sont relativement faciles à faire disparaître, il est néanmoins préférable de les éviter. Pour cela, quelques conseils généraux :

– n'utilisez que des chaussures parfaitement adaptées à vos pieds. On parle bien sûr ici de la pointure des chaussures, mais aussi de leur cambrure, de leur degré d'usure…

– privilégiez les chaussettes en coton et, si possible, en coton biologique, en évitant les fibres synthétiques ;

– protégez préventivement les zones les plus exposées aux ampoules (talon…) à l'aide de sparadrap ;

– frottez les parties sensibles des pieds avec des feuilles fraîches de plantain. Trop souvent méconnu, le plantain n'en reste pas moins une plante médicinale majeure, utilisable aussi bien en interne qu'en externe, pour laquelle on ne connaît aucune contre-indication. En usage externe, le plantain est réputé stopper les saignements, soulager

les irritations causées par les piqûres d'insectes, soulager les douleurs rhumatismales et aider à la cicatrisation des blessures.

Aphtes (faire disparaître les)

3 doses de bicarbonate de soude • 1 dose d'eau froide

Une dose d'eau et trois doses de bicarbonate de soude. Mélangez bien ces deux ingrédients jusqu'à ce que vous obteniez une pâte. Appliquez-la aussitôt sur les aphtes, en la laissant agir pendant un moment. Répétez le même traitement à plusieurs reprises, jusqu'à amélioration.

Mes conseils en plus

Les médecins nous apprennent qu'un aphte est une petite ulcération au niveau de la bouche. Blanche (avec parfois un centre plus jaunâtre) entourée d'une zone plus rouge, elle se présente comme une petite érosion de la muqueuse. Les aphtes se situent généralement sur la face intérieure des joues, sur ou sous la langue, plus rarement au niveau des gencives. En fonction de leur emplacement notamment, ils peuvent être plus ou moins douloureux. Ils apparaissent généralement de manière spontanée suite à une blessure infligée par un objet (les dents d'une fourchette, par exemple) ou par un aliment (un os de volaille, une arête de poisson… voire même une croûte de pain). Mais ils peuvent aussi apparaître après s'être mordu la joue. Certains spécialistes estiment que divers aliments peuvent être susceptibles de favoriser l'apparition et le développement des aphtes. C'est, entre autres, le cas du chocolat ou des noix. En principe, les aphtes disparaissent aussi spontanément qu'ils sont apparus, après huit ou dix jours. Le traitement au bicarbonate préconisé ci-dessus les fait cependant disparaître plus vite, en principe. Si leur présence dure plus longtemps, les conseils d'un médecin peuvent être utiles.

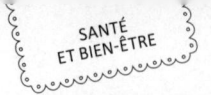

Bain relaxant et apaisant (préparer un)

1/2 verre de bicarbonate de soude • eau chaude

Tous, nous connaissons des journées plus stressantes, plus fatigantes ou plus éprouvantes. À cause du travail. À cause du rythme citadin infernal et de moins en moins humain. À cause d'une rencontre sportive particulièrement disputée. À cause d'un travail manuel assez lourd…, ce ne sont pas les occasions d'être tendus et fatigués en fin de journée qui manquent, malheureusement. Cela étant dit, nous méritons toutes et tous d'avoir la possibilité de nous offrir un agréable moment de détente. De ces moments « rien que pour nous », qui nous permettent de nous relaxer. De nous détendre.

Pour cela, préparez-vous un délicieux bain chaud. Remplissez votre baignoire d'eau chaude (mais pas trop pour ne pas ressembler à une écrevisse…) et diluez-y un demi-verre de bicarbonate de soude. Plongez-vous dans ce bain et profitez-en tant que la température de l'eau reste agréable.

Bébé (soigner les irritations des fesses de)

1 cuil. à café de bicarbonate de soude • eau chaude

Il peut arriver que les fesses de votre bébé soient irritées. Pour le soulager et faire disparaître les petites rougeurs, préparez son bain et diluez-y une cuillerée à café de bicarbonate de soude. Recommencez cette même opération jusqu'à amélioration sensible.

Mes conseils en plus

Les médecins parlent volontiers d'« érythème fessier ». Nous évoquerons plutôt, de manière moins formelle et plus familière, les rougeurs des fesses de bébé. Souvent, elles apparaissent dans le courant des douze premiers mois de la vie de l'enfant. Et, pour lui, cela peut se transformer en un véritable calvaire. Il faut en effet savoir qu'à cet endroit, la peau du bébé est particulièrement délicate et même fragile. L'érythème fessier peut être causé par plusieurs éléments :

un simple virus, un banal rhume, certains troubles digestifs mineurs, une diarrhée acide… Il faut également se rendre compte que certains produits, pourtant largement recommandés et vantés à longueur de publicités, sont également susceptibles de provoquer une sensibilisation cutanée : l'exemple le plus marquant est celui du talc. Pour prévenir cet érythème, il est important que les fesses du bébé soient toujours au sec : il faut donc changer ses couches très régulièrement et ne pas attendre qu'il pleure ou qu'il hurle pour procéder à cette petite opération. Lors de chaque change, il faut bien nettoyer et sécher les fesses. S'il n'est pas traité correctement ou assez rapidement, l'érythème fessier peut grandir et s'étendre jusqu'à la taille, à la limite supérieure de la couche dont il épouse d'ailleurs parfois la forme.

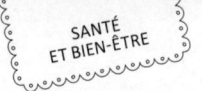

Boutons de fièvre (faire disparaître les)

bicarbonate de soude • eau

Dès que vous constatez l'apparition de petits boutons de fièvre, prenez votre boîte de bicarbonate de soude et faites, une nouvelle fois, confiance à votre poudre « miracle » ! Commencez par humidifier la zone du corps à traiter, puis appliquez un peu de bicarbonate de soude, en n'étant toutefois pas trop généreux. Maintenez en place le plus longtemps possible, puis recommencez régulièrement ce petit processus, plusieurs fois par jour, jusqu'à disparition des boutons de fièvre.

Mes conseils en plus

Une parfaite hygiène reste de mise : veillez à vous laver soigneusement les mains avant, mais aussi après ce petit traitement.

Les boutons de fièvre, que l'on connaît parfois sous l'appellation de « feu sauvage », sont causés par un virus. Ils apparaissent en principe surtout sur les lèvres et, s'ils sont fortement contagieux, ils ne sont en aucun cas véritablement dangereux. Le virus qui en est à l'origine est connu sous le nom d'« herpès simplex type 1 ». Les principaux facteurs déclenchants des boutons de fièvre sont une fièvre due à l'une ou l'autre infection, un coup de soleil, une vive tension morale ou physique, une irritation physique des lèvres (suite à une visite chez le dentiste, par exemple), les menstruations ou un temps assez froid. Il est à noter que le virus responsable, herpès simplex type 1, ne disparaît jamais totalement, si bien que les boutons de fièvre peuvent réapparaître plus tard, en fonction des circonstances et de l'apparition des facteurs déclenchants. Une bonne nouvelle cependant : ils laissent rarement des cicatrices.

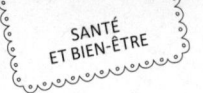

Brûlures d'estomac (soulager les)

1 cuil. à café de bicarbonate de soude • 1 verre d'eau froide

Si vous êtes généralement sujet aux brûlures d'estomac, le petit remède suivant vous intéressera certainement. Diluez, dans un verre d'eau froide, une cuillerée à café de bicarbonate de soude, puis buvez ce mélange. Dans l'immense majorité des cas, l'effet est très rapide.

Mes conseils en plus

Les brûlures d'estomac sont habituellement causées par une inflammation de la muqueuse de l'œsophage et, bien entendu, par celle de l'estomac. Une trop forte acidité dans l'estomac, de mauvaises habitudes alimentaires (avec un excès d'aliments gras ou frits), une lésion des tissus tapissant l'estomac, un reflux transitoire du contenu gastrique acide vers l'œsophage, une consommation régulière de tabac ou d'alcool, une forte consommation de caféine et de sodas industriels à la caféine… sont autant de facteurs qui peuvent causer ou aggraver les brûlures d'estomac. L'obésité, le stress et l'utilisation de certains médicaments peuvent aussi être des éléments aggravants. Deux conseils judicieux pour prévenir les brûlures d'estomac : privilégier de bonnes habitudes alimentaires mettant en avant la cuisson à la vapeur, les légumes secs…; et ne jamais se coucher juste après un repas.

Brûlures d'estomac (soulager les)

1 cuil. à soupe de bicarbonate de soude • 25 cl d'eau froide

Les breuvages bicarbonatés ne sont pas les seuls remèdes efficaces contre les brûlures d'estomac. Les compresses le sont également. Pour cela, trempez des compresses dans un mélange d'eau bicarbonatée, à raison de vingt-cinq centilitres d'eau froide et une cuillerée à soupe de bicarbonate de soude. Positionnez la compresse sur la zone douloureuse et maintenez-la en place pendant dix à quinze minutes. Recommencez ensuite la même opération jusqu'à amélioration de votre état.

Caries dentaires (prévenir les)

1 cuil. à café de bicarbonate de soude • 1 verre d'eau tiède

Vous êtes comme la toute grande majorité d'entre nous : vous avez franchement horreur de prendre rendez-vous chez le dentiste. On vous proposerait une séance de torture que vous n'y verriez quasiment pas de différence. Et à la fraise du dentiste, avec son petit bruit crispant, vous préférez mille fois le joli petit fruit rouge bien juteux, du même nom. Bref, même s'il est important de consulter régulièrement son dentiste, vous préférez ne pas devoir y courir en catastrophe à cause de caries douloureuses, par exemple. Pour combattre efficacement la formation des indésirables caries, prévoyez chaque jour, après vous être brossé les dents de la manière habituelle, un bain de bouche bicarbonaté. Pour cela, mélangez une cuillerée à café de bicarbonate de soude dans un verre d'eau tiède. Effectuez votre bain de bouche, recrachez ensuite la préparation et rincez-vous la bouche à l'eau claire. Très efficace !

Mes conseils en plus

Bien qu'elles apparaissent surtout chez les enfants (la carie affecte également les dents de lait) et les jeunes adultes, les caries peuvent cependant toucher les personnes de tous les âges car, en vieillissant, la partie exposée des racines dentaires est plus susceptible de détérioration. Une carie commence à se former lorsque les acides produits par les bactéries présentes dans la plaque dentaire attaquent l'émail d'une dent. Cette plaque dentaire est une substance pâteuse, composée d'acides, de bactéries, de salive et de résidus alimentaires, qui adhère aux dents. Les bactéries transforment les résidus d'aliments (surtout les sucres et l'amidon) en acides. Ceux-ci dissolvent l'émail de la dent, provoquant une carie. Certains facteurs contribuent à favoriser l'apparition des caries : une insuffisance en fluorure, une production insuffisante de salive, des malformations dentaires et, bien entendu, une mauvaise hygiène dentaire. Aux premiers stades de formation d'une carie, les symptômes sont assez rares. Cependant, au fur et à mesure de l'évolution, apparaissent maux de dents, mauvais goût

persistant dans la bouche et sensibilité au chaud et/ou au froid et/ou à la pression. La complication la plus courante survient quand la détérioration atteint le nerf, puis la racine et la base de la dent. Celle-ci peut alors « mourir ». Si elle n'est toujours pas soignée, un abcès peut survenir. Si, en cas de carie ou de complication ultérieure, l'intervention d'un dentiste est obligatoire, la prévention joue un rôle essentiel. La meilleure méthode préventive consiste à avoir une hygiène dentaire irréprochable : effectuer des bons brossages réguliers des dents, éviter les grignotages (surtout sucrés) entre les repas, consulter régulièrement le dentiste pour de simples visites de contrôle…

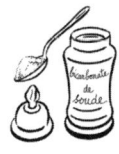

Coup de soleil (atténuer les effets d'un)

1 cuil. à soupe de bicarbonate de soude • 25 cl d'eau froide

Une compresse imbibée d'eau bicarbonatée est idéale pour atténuer les effets (et les méfaits…) d'un coup de soleil. Une cuillerée à soupe de bicarbonate de soude diluée dans vingt-cinq centilitres d'eau est un mélange parfait. Laissez la compresse en place pendant dix à quinze minutes, puis renouvelez-la régulièrement jusqu'à ce que la sensation de brûlure soit nettement atténuée ou qu'elle ait complètement disparu.

Mes conseils en plus

Il est important de souligner que ce remède est très efficace en cas de léger coup de soleil. S'il s'agit d'un coup de soleil nettement plus marqué, ou d'une insolation, un avis médical reste toujours utile.

Brûlure induite par les rayons ultraviolets (UV), le coup de soleil se traduit, entre autres, par une peau rouge et doulou-reuse. Sa gravité est fonction du type de peau, de la durée et de l'intensité de l'exposition aux rayons UV, ainsi que de la localisation du problème. Survenant seulement quelques heures après l'exposition, le coup de soleil disparaît en prin-cipe dans les jours qui suivent en provoquant une desquama-tion (on dit alors que la peau « pèle ») ainsi qu'une zone dépigmentée. En cas de coup de soleil, la toute première chose à faire est de se réfugier à l'ombre et d'éviter toute exposition. Boire de l'eau en abondance est aussi à recom-mander afin d'éviter toute déshydratation. Pendant les deux jours qui suivent le coup de soleil, si les douleurs deviennent intenables, ou si une fièvre apparaît, un avis médical est à solliciter. Pour éviter le coup de soleil, l'application d'une crème véritablement protectrice, de qualité biologique, est à conseiller. Ces applications doivent être modulées en fonc-tion de la sensibilité de la peau, de l'exposition aux rayons ultraviolets et de leur intensité. Les heures de plus fort enso-leillement (généralement entre 12 et 15 ou 16 heures) sont à éviter par les personnes les plus sensibles.

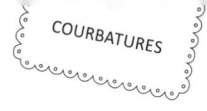

Courbatures (apaiser les)

6 cuil. à soupe de bicarbonate de soude • eau chaude

Vous avez beaucoup jardiné ou bricolé. Vous avez fait du sport. Et, bien entendu, votre corps se rappelle à votre bon souvenir : vous souffrez maintenant de courbatures. Dès que vous en avez l'occasion, offrez-vous une petite séance de détente et de relaxation. Et faites, encore une fois, confiance au bicarbonate de soude pour faire disparaître ces désagréables courbatures.

Faites-vous couler un bon bain chaud et diluez-y une demi-dou-zaine de cuillerées à soupe de bicarbonate. Plongez-vous dans ce bain relaxant et généreusement bicarbonaté, et restez-y tant que la température de l'eau reste agréable. Au sortir de ce bain, qui est tout à la fois tonifiant et relaxant, les courbatures ne seront plus qu'un mauvais souvenir, ou presque. Mais vous vous sentirez en tout cas nettement plus en forme !

Mes conseils en plus

Les courbatures sont des douleurs musculaires, embêtantes mais la plupart du temps sans gravité, qui surviennent entre vingt-quatre et quarante-huit heures après un effort phy-sique relativement intense ou, à tout le moins, assez inha-bituel. Elles disparaissent d'elles-mêmes après quelques jours, en fonction de l'effort fourni et de la constitution de la

69

personne concernée. Les courbatures peuvent aussi avoir une origine virale. En cas de grippe ou d'hépatite, notamment. Il semblerait que le meilleur moyen d'éviter les courbatures (ou au moins la majorité d'entre elles) soit d'entraîner régulièrement vos muscles, sans forcer.

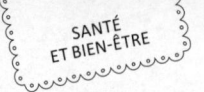

Cystite (soulager ou prévenir une)
1 cuil. à café de bicarbonate de soude • 1 verre d'eau froide

Si vous avez une cystite, le bicarbonate de soude peut venir à votre secours. Buvez régulièrement un verre d'eau froide dans laquelle vous avez préalablement dilué une cuillerée à café de bicarbonate de soude. Répétez cette opération jusqu'à amélioration sensible de votre état.

Mes conseils en plus

Si vous êtes habituellement sujet aux cystites, vous pouvez les prévenir en buvant cette eau bicarbonatée après chaque repas incluant des aliments ou ingrédients acides.

Une précision, toutefois : à lui seul, le bicarbonate de soude ne parviendra probablement pas à prévenir ou à soigner vos cystites. Mais il y contribuera efficacement.

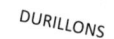

D'autres mesures, simples et également efficaces, peuvent être prises. Notamment une diète alcaline d'environ quinze jours, toujours bénéfique. Avec les conseils et l'aide de votre médecin traitant, bien entendu.

La cystite est une inflammation de la vessie, généralement d'origine bactérienne. Mais elle peut aussi être causée par ce que l'on appelle un agent toxique : radiothérapie ou traitement anticancéreux, par exemple. La cystite est plus répandue chez les femmes car celles-ci ont un urètre court, ce qui accroît les risques d'infections urinaires.

Durillons (soigner les)

1 verre de bicarbonate de soude • 1 l d'eau chaude

Pour éliminer des éventuels durillons, la toute première chose à faire est de les attendrir. Pour cela, faites-les tremper dans un bain bicarbonaté composé d'un litre d'eau chaude dans laquelle a été dilué un verre de bicarbonate de soude. Laissez-les tremper pendant environ une quinzaine de minutes. Au sortir de ce bain, les durillons seront nettement adoucis et beaucoup plus faciles à poncer.

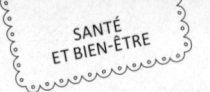

Mes conseils en plus

On peut dire qu'un durillon est une sorte de « bouclier protecteur » produit par la peau afin de se défendre contre une trop importante pression. Certains médecins recommandent même de ne pas y toucher s'ils ne sont pas douloureux. Car ils assurent une protection d'une réelle efficacité. Pour les éliminer, par contre, la meilleure méthode consiste à les poncer après les avoir fait tremper dans un bain bicarbonaté (certaines personnes préconisent de les faire tremper dans une eau chaude mélangée à un peu de liquide vaisselle doux, en remplacement du bicarbonate). Dans l'immense majorité des cas, les durillons ne posent aucun réel problème, bien au contraire. Cependant, ils peuvent nécessiter une consultation médicale dans certaines circonstances : quand ils sont douloureux, lorsque la zone du durillon est rouge et très chaude ou même brûlante, quand le durillon change de couleur et prend une teinte bleue, quand le durillon s'ouvre ou se fendille et commence à saigner, ou si vous êtes diabétique ou affecté de certaines complications respiratoires.

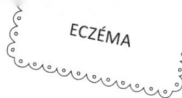

Eczéma (calmer les démangeaisons d'un)

1/2 verre de bicarbonate de soude • eau chaude

Un eczéma peut être efficacement traité de manière naturelle, notamment en profitant des bienfaits du bicarbonate de soude. Plusieurs solutions sont possibles, mais l'une des plus fiables consiste à préparer un bain bicarbonaté. Remplissez votre baignoire d'eau chaude et diluez-y un demi-verre de bicarbonate de soude. Plongez-vous ensuite dans ce bain bienfaisant et profitez-en pendant un gros quart d'heure, tant que l'eau reste à température agréable. Au sortir du bain, vous constaterez que les horripilantes démangeaisons liées à l'eczéma ne sont plus qu'un mauvais souvenir.

Eczéma (soigner un)

1 cuil. à café de bicarbonate de soude • eau froide ou tiède

Une autre manière de procéder pour traiter un eczéma consiste à préparer une petite pâte bicarbonatée. Dans un récipient, mélangez intimement une cuillerée à café de bicarbonate avec un peu d'eau, jusqu'à obtention d'une pâte. Appliquez ensuite la pâte ainsi obtenue sur les zones à soigner et laissez-la agir pendant environ quinze à vingt minutes. Répétez cette même opération régulièrement, jusqu'à amélioration de votre état.

Mes conseils en plus

L'eczéma est une maladie de la peau qui, malheureusement, semble actuellement en pleine expansion. Parmi toutes les maladies de la peau, il apparaît en effet que l'eczéma est la plus répandue, motivant à elle seule près du tiers des consultations dermatologiques dans notre pays. Dans les pays industrialisés, soumis à une très forte pollution générale (et notamment atmosphérique), l'eczéma touche entre 2 et 10 % des adultes, mais jusqu'à 30 % des enfants. La très forte proportion d'enfants touchés est causée, entre autres, par un changement des habitudes alimentaires des nourrissons, de plus en plus soumis à une alimentation industrielle et, par voie de conséquence directe, aux allergènes alimentaires. Alors que de nombreuses études tendent à démontrer que l'allaitement maternel exclusif jusqu'à l'âge de trois mois au moins protégerait efficacement les jeunes enfants contre cette maladie. D'une manière générale, il s'agit d'une inflammation non contagieuse de la peau, accompagnée de rougeurs, de squames et de désagréables démangeaisons. Les personnes qui y sont plus particulièrement sensibles peuvent connaître des « poussées d'eczéma » au cours desquelles les symptômes s'aggravent ; ces périodes plus difficiles étant entrecoupées d'autres périodes de rémission. Selon le type d'eczéma (atopique, séborrhéique ou dermatite de contact), les symptômes peuvent perdurer pendant seulement une à deux semaines ou se prolonger pendant plusieurs années. Il n'existe pas, à l'heure actuelle, de véritable consensus médical sur d'éventuelles mesures préventives. On sait toutefois que, pour atténuer les crises, il est préférable d'éviter certains aliments (les arachides, le blé, le lait de vache, de chèvre et de jument, les poissons, crustacés et mollusques, le blanc d'œuf, le chocolat…), d'éviter tout stress et de limiter autant que possible l'exposition aux différents allergènes.

Fatigue (combattre la)

8 cuil. à soupe de bicarbonate de soude • eau chaude

Pas de doute : vous êtes bel et bien très fatigué, la journée a été particulièrement éprouvante. Ou vous vous êtes offert une rude séance sportive. Ou vous avez beaucoup jardiné ou bricolé. Peu importe : une grosse fatigue est là ! Préparez-vous un agréable bain chaud relaxant dans lequel vous diluez huit cuillerées à soupe de bicarbonate de soude. Plongez-vous enfin dans ce bain et profitez-en pendant environ une demi-heure, tant que l'eau reste à température agréable.

Mes conseils en plus

Le bicarbonate de soude joue ici un rôle important car il contribue à faciliter la bonne récupération de votre organisme.

Furoncle (soigner un)
3 doses de bicarbonate de soude • 1 dose d'eau

Rien de plus efficace, pour faire disparaître un furoncle qu'une petite pâte bicarbonatée « maison ». Pour la confectionner, mélangez intimement du bicarbonate et de l'eau, à raison de trois doses de produit pour une seule dose d'eau. Appliquez-la soigneusement sur le furoncle à soigner et maintenez-la en place pendant au moins une demi-heure. Recommencez la même opération deux fois par jour, jusqu'à disparition du furoncle.

Mes conseils en plus

Un furoncle, qui n'est autre qu'une infection de la peau, est causé par un staphylocoque. Il est habituellement entouré d'une zone rougeâtre et peut se montrer fort douloureux. On estime parfois que certaines personnes, notamment les diabétiques et les personnes dont le système immunitaire est déficient, sont plus susceptibles que d'autres d'attraper des furoncles. Un furoncle peut aussi apparaître après une prise d'antibiotiques. D'ordinaire, une consultation médicale est totalement superflue, sauf dans les cas suivants : si des stries rouges s'étendent au départ du furoncle, s'il s'accompagne de fièvre, si vous prenez des antibiotiques ou de la cortisone.

Gencives douloureuses (soulager des)

2 cuil. à soupe de bicarbonate de soude • 1 bol d'eau tiède

Des gencives douloureuses sont doublement exaspérantes. D'une part, parce que la douleur est souvent irritante et horripilante. Et, d'autre part, parce que plane alors la menace d'une visite en urgence chez le dentiste. Une chose que peu d'entre nous apprécient vraiment... Pour soulager les gencives douloureuses, le bicarbonate de soude se montre, une fois de plus, d'une bonne efficacité. Confectionnez une solution en mélangeant intimement deux cuillerées à soupe de bicarbonate dans un bol d'eau tiède. Il vous suffit ensuite d'utiliser cette préparation comme un simple bain de bouche, en la conservant quelques instants en bouche avant de recracher et de vous rincer la bouche à l'eau claire. Répétez ensuite cette même opération jusqu'à amélioration de votre état et disparition de la douleur.

Mes conseils en plus

N'avalez jamais la solution bicarbonatée, mais recrachez-la après usage.

Des gencives douloureuses, rouges, enflées ou qui saignent au brossage indiquent qu'elles sont victimes d'une inflammation.

Inflammation aux yeux (soulager une)

1 cuil. à café de bicarbonate de soude • 1 bol d'eau chaude

Remplissez un bol avec de l'eau chaude et mélangez-y intimement une cuillerée à café de bicarbonate de soude. Imbibez deux tampons de coton, bien propres, avec ce mélange bicarbonaté, puis essorez-les et appliquez-les, pas trop chauds, sur les yeux fermés. Laissez agir le remède pendant quelques minutes, puis retirez les compresses et jetez-les. Répétez cette petite opération jusqu'à amélioration de votre état.

Mes conseils en plus

Les compresses ne doivent pas être dégoulinantes (esso-
rez-les bien avant de les appliquer sur les yeux) et pas trop
chaudes. Ce petit remède se montre d'une réelle efficacité
en cas de légère inflammation. Par exemple, si vous avez été
exposé à de la fumée de cigarettes. En cas d'inflammation
plus conséquente ou plus grave, une visite chez l'ophtalmo-
logiste s'impose.

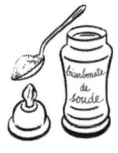

Mal de gorge (soulager un)

1 cuil. à café de bicarbonate de soude • 1 cuil. à café de
jus de citron jaune fraîchement pressé • 1 verre d'eau
tiède

Dès que vous commencez à sentir poindre un mal de gorge,
mélangez une cuillerée à café de bicarbonate de soude et la
même quantité de jus de citron dans un verre d'eau tiède.
Utilisez cette préparation comme un gargarisme classique. Si
le mal de gorge persiste, n'hésitez pas à recommencer cette
petite opération chaque jour (mais une seule fois par jour),
jusqu'à amélioration de votre état.

Mes conseils en plus

N'avalez jamais le gargarisme bicarbonaté, mais recrachez-le après usage.

Mycoses (lutter contre les)
3 doses de bicarbonate de soude • 1 dose de vinaigre de cidre

Une pâte confectionnée avec trois doses de bicarbonate de soude pour une dose de vinaigre de cidre se montre fort efficace pour lutter contre les mycoses. Il suffit, ensuite, de l'appliquer sur la zone concernée et de l'y maintenir pendant environ une demi-heure. Cette opération est à répéter deux fois par jour, tous les jours, jusqu'à amélioration de votre état.

Mes conseils en plus

Les mycoses sont essentiellement des affections de la peau, même si elles peuvent aussi toucher les cheveux, les ongles ou les muqueuses, notamment. Elles sont causées par des microscopiques champignons. Ceux-ci se développent généralement plus volontiers dans les plis de l'aine ou des aisselles, au niveau des pieds ou des ongles…

Ils peuvent aussi se développer sur les muqueuses de la bouche, des voies respiratoires, du vagin… À défaut d'utiliser les propriétés et vertus du bicarbonate de soude, les médecins classiques préfèrent prescrire des médications antifongiques nettement plus onéreuses, administrées par voie générale ou locale.

Nez bouché (dégager un)

1 cuil. à café de bicarbonate de soude • 1 bol d'eau tiède

Pour dégager un nez bouché, voici un remède infaillible : versez de l'eau tiède dans un bol et diluez-y une cuillerée à café de bicarbonate de soude. Posez le bol ainsi rempli sur le bord d'un évier et penchez-vous au-dessus. Bouchez-vous une narine et aspirez un peu du mélange bicarbonaté avec l'autre narine. Laissez ensuite retomber l'eau aspirée dans l'évier, puis répétez l'opération en inversant les narines. Répétez cette opération plusieurs fois d'affilée, jusqu'à amélioration de votre état.

Pied d'athlète (soigner un)

2 cuil. à soupe de bicarbonate de soude • 4 l d'eau chaude

Rien ne vaut un bain bicarbonaté pour soulager ce que l'on appelle un « pied d'athlète ». Versez quatre litres d'eau chaude dans une bassine et diluez-y deux cuillerées

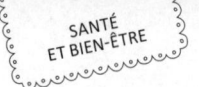

à soupe de bicarbonate de soude. Plongez ensuite votre pied dans l'eau et laissez-le tremper jusqu'à ce que l'eau devienne froide. Recommencez ce traitement chaque jour (mais pas plus d'une fois par jour), jusqu'à amélioration de votre état.

Mes conseils en plus

Ce que l'on appelle familièrement le « pied d'athlète » n'est pas bien grave. C'est même relativement bénin dans l'immense majorité des cas. Cette affection est causée par un champignon qui apprécie l'humidité, la chaleur et l'obscurité. Il n'est dès lors guère étonnant de constater qu'il « attaque » surtout la peau située entre les orteils. Même si, dans des cas heureusement plus rares, il peut aussi se loger dans les plis de l'aine ou sous les aisselles. Certains facteurs favorisent le développement de ces champignons et, donc, l'apparition d'un « pied d'athlète ». Notamment une mauvaise hygiène corporelle, mais aussi des chaussures en plastique ou en vinyle, de même que des chaussures trop serrées. Le fait de marcher pieds nus sur des planchers en bois mouillés (dans de nombreux vestiaires sportifs ou dans certaines douches, par exemple) est aussi un facteur favorisant leur apparition.

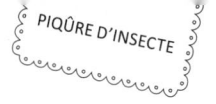

Piqûre d'insecte (soulager une)

*3 doses de bicarbonate de soude • 1 dose d'eau
d'hamamélis*

Moustiques, araignées... autant de petites bestioles qui n'hésitent jamais à vous piquer alors que vous passez tranquillement la soirée sur la terrasse à bouquiner ou à siroter un apéritif. Et, toujours, ces piqûres s'accompagnent de démangeaisons particulièrement énervantes et agaçantes. Pour les calmer, préparez-vous une petite pâte composée de trois doses de bicarbonate de soude pour une seule dose d'eau d'hamamélis. Appliquez-la sur les piqûres. Les démangeaisons seront rapidement atténuées.

Mes conseils en plus

Disponible dans toutes les bonnes boutiques de produits naturels ou biologiques, l'eau d'hamamélis est obtenue par distillation indirecte des feuilles séchées de l'hamamélis, une plante originaire d'Amérique du Nord, dans une proportion de 60 kilos de feuilles pour un millier de litres d'eau. Reconnue comme astringente et désinfectante, l'eau d'hamamélis est très douce et convient à tous les épidermes, mais encore plus spécifiquement aux peaux grasses. Elle connaît diverses utilisations : elle désinfecte les blessures, elle stimule la circulation sanguine lorsqu'elle est appliquée par massage (elle joue alors le rôle de tonique veineux), elle est anti-inflammatoire, elle soulage efficacement les douleurs rhumatismales et arthritiques et elle peut être utilisée comme eau de rinçage après un shampoing (elle permet alors de lutter contre les pellicules). Son odeur, proche de celle de l'herbe avec une agréable petite touche mentholée, fait qu'elle est aussi utilisée en parfumerie.

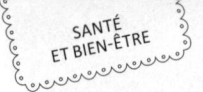

Plaque dentaire (combattre la)
1 cuil. à café de bicarbonate de soude • 1 verre d'eau tiède

Si vous désirez combattre efficacement la plaque dentaire, fiez-vous sans réserve au bicarbonate de soude. Préparez un mélange composé d'un verre d'eau tiède et d'une cuillerée à café de bicarbonate de soude, puis utilisez-le de la même manière qu'un bain de bouche classique. Répétez cette petite opération à deux ou trois reprises, en recrachant à chaque fois le bain de bouche (ne l'avalez surtout pas !). Ensuite, n'oubliez pas de vous rincer la bouche à l'eau tiède.

Mes conseils en plus

Précurseur du tartre, la plaque dentaire est d'origine bactérienne. Il s'agit en fait d'une sorte de pâte ou d'enduit qui est essentiellement constitué de salive et de débris alimentaires. Jaunâtre, très terne et tout aussi tenace, la plaque dentaire se forme sur la surface des dents et s'y maintient aussi bien qu'une colle. Elle se développe très rapidement après un repas (il suffit de quelques petites heures en l'absence de brossage des dents) et a pour conséquence de déséquilibrer ce qu'il est convenu d'appeler l'écosystème buccal. Provoquant par voie de conséquence une pathologie buccale. Elle est notamment responsable de la formation du tartre (qui n'est autre que de la plaque dentaire calcifiée) et de la formation de caries. Ce qui est regrettable, c'est que l'on ne peut que partiellement prévenir son apparition et sa formation. Une hygiène buccale rigoureuse et scrupuleuse, de même qu'un dépistage régulier font incontestablement partie des mesures préventives les plus efficaces. Une bonne hygiène alimentaire est également à recommander : on parle alors d'une alimentation saine et équilibrée, relativement pauvre en sucres et en aliments collants.

Veisalgie (atténuer les effets de la)

1 cuil. à café de bicarbonate de soude • 1 verre d'eau froide

Vous ne connaissez peut-être pas le terme, très rare il est vrai, de veisalgie. Mais vous connaissez très certainement son appellation plus courante : gueule de bois.

Pour atténuer les effets et les méfaits du « lendemain de la veille », d'une fête ou d'un repas beaucoup trop arrosé, il

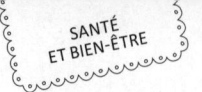

convient encore une fois de faire confiance au « miraculeux » bicarbonate de soude « tous usages ».

Servez-vous un verre d'eau froide et diluez-y une cuillerée à café de bicarbonate de soude. Buvez et patientez jusqu'à ce que migraine et bouche pâteuse disparaissent au moins partiellement.

Mes conseils en plus

Tout le monde reconnaît que la meilleure mesure « anti-gueule de bois » est avant tout préventive. Les excès et abus de boissons alcoolisées (surtout celles qui contiennent de fortes doses de méthanol) sont, bien entendu, à proscrire. Tout comme le fait de consommer de l'alcool en ayant l'estomac vide. Le mélange d'alcool et de médicaments est aussi à éviter absolument.

Verrue (éliminer une)

1 cuil. à café de bicarbonate de soude • 2 cuil. à soupe d'eau

Dans un bol, mélangez intimement deux cuillerées à soupe d'eau et une cuillerée à café de bicarbonate de soude, jusqu'à obtention d'une sorte de pâte. Appliquez-la aussitôt sur la verrue à faire disparaître. Répétez cette opération chaque jour, à raison de deux ou trois fois par jour, jusqu'à disparition de la verrue.

Mes conseils en plus

L'idéal est de commencer ce petit traitement dès l'apparition de la verrue. Une verrue est une petite excroissance de la peau, ou une petite lésion provoquée par un microtraumatisme, qui peut apparaître sur presque n'importe quelle partie du corps : les pieds (elles sont alors souvent favorisées par les sols des salles de sport, des piscines collectives ou des piscines), les mains, le nez, les coudes… Ayant pour origine une infection de la peau par un virus, on en dénombre environ cinquante sortes différentes, quasiment toujours bénignes. La majorité d'entre elles (environ 60 %) disparaissent spontanément dans les deux ans suivant leur apparition. Mais elles peuvent aussi être traitées et disparaître alors beaucoup plus rapidement. Outre le petit traitement au bicarbonate de soude proposé ci-dessus, on distingue des traitements physiques (notamment la cryothérapie à base d'azote liquide à une température de – 196 °C) et d'autres traitements chimiques. Dans les traitements non conventionnels mais cependant d'une efficacité prouvée, et outre le bicarbonate, on note d'autres traitements à la propolis ou homéopathiques. Il faut cependant souligner qu'aucun traitement, conventionnel ou non, n'évite d'éventuelles récidives qui peuvent survenir dans les semaines ou les mois

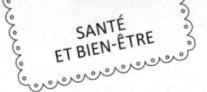
qui suivent ; à l'heure actuelle, aucun traitement ne combat définitivement et radicalement le virus de l'organisme.

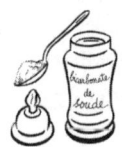

Voies respiratoires (décongestionner les)

2 cuil. à soupe de bicarbonate de soude • 3 gouttes d'huile essentielle d'eucalyptus • 1 l d'eau chaude

Si vous désirez décongestionner rapidement vos voies respiratoires, voici un remède efficace qui joue sur un duo gagnant : le bicarbonate de soude et l'huile essentielle d'eucalyptus. Versez un litre d'eau dans une casserole et faites bouillir. Versez-y ensuite deux cuillerées à soupe de bicarbonate de soude et trois gouttes d'huile essentielle d'eucalyptus. Mélangez bien, puis penchez-vous au-dessus de la casserole (pas trop près pour ne pas vous brûler) et couvrez-vous la tête d'un linge propre. Pendant une dizaine de minutes environ, respirez les vapeurs bienfaisantes qui s'élèvent de la casserole.

Mes conseils en plus

Anti-infectieuse, antibactérienne, antivirale, expectorante, mucolytique, antiseptique, cicatrisante…, l'huile essentielle d'eucalyptus reste l'huile essentielle des poumons par excellence et passe pour être un antibiotique naturel.

Elle est particulièrement indiquée en cas d'allergie, d'infection respiratoire, d'inflammation de la peau ou des muqueuses situées au niveau de l'oreille, d'inflammation des muqueuses de la cavité nasale, dans la prévention des infections hivernales, en cas de toux (et toux des bébés) et pour renforcer les défenses immunitaires.

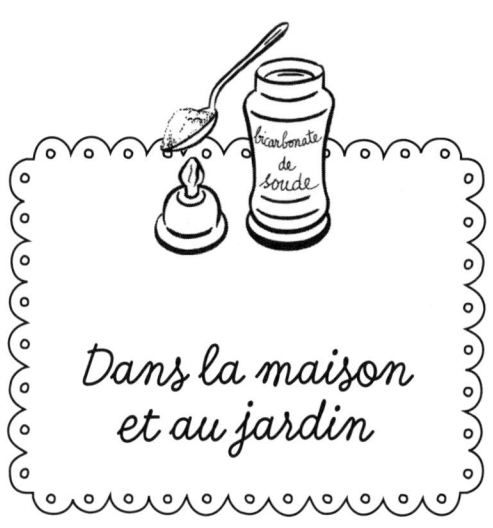

Dans la maison
et au jardin

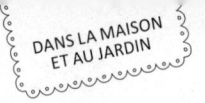

Acide de batterie (neutraliser de l')
bicarbonate de soude • eau

Si vous êtes bricoleur et que vous appréciez tout particulièrement la mécanique automobile, il peut arriver que vous renversiez de l'acide sulfurique, contenu dans les batteries de voiture, sur le sol de votre garage ou de votre atelier. Il s'agit, bien entendu, d'éliminer cette matière dangereuse le plus vite et le plus soigneusement possible. Pour cela, lavez aussitôt le sol avec une solution d'eau bicarbonatée, puis rincez-le à l'eau claire et séchez-le.

Mes conseils en plus

Pour une plus grande efficacité, une réaction immédiate est préférable. L'acide sulfurique, connu sous sa formule chimique H_2SO_4, fait partie des superacides industriels. Si, malgré sa toxicité et les nuisances qu'il peut engendrer, il est malheureusement très utilisé par différents secteurs industriels, il est aussi présent dans les pluies acides. Il ne doit, bien entendu, jamais entrer en contact direct avec la peau ou avec les yeux.

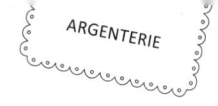

Argenterie (faire briller de l')

bicarbonate de soude • eau

Plus besoin de passer des heures harassantes à frotter vos bibelots en argent pour les faire briller ! Telle une bonne fée du logis, le bicarbonate de soude vient efficacement à votre rescousse. Humidifiez un chiffon propre, sans excès, puis saupoudrez dessus du bicarbonate de soude. Frottez-en toute votre argenterie, puis rincez-la à l'eau claire et séchez-la à l'aide d'un autre chiffon, propre et doux.

Mes conseils en plus

Un conseil : en cours de travail, n'hésitez pas à réhumidifier le chiffon ou à le saupoudrer à nouveau de bicarbonate de soude. Vous pouvez utiliser cette petite astuce même sur vos objets les plus précieux car le bicarbonate de soude ne raye pas et ne griffe pas.

D'une manière globale, l'argenterie rassemble les couverts en argent massif ou en métal argenté, porteurs de poinçons, mais aussi divers ustensiles de table tels que les plats de service, les bougeoirs, les gobelets et verres, le taste-vin…

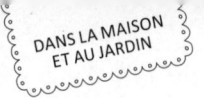
Armoire à chaussures (désodoriser une)
bicarbonate de soude

Même si vous êtes soigneux et que vous entretenez bien toutes vos paires de chaussures, bottes…, il arrive un moment où, immanquablement, une odeur peu agréable commence à se dégager de votre armoire à chaussures. C'est quasiment inévitable. Dès qu'elle apparaît, mettez au centre de l'armoire un petit récipient ouvert rempli de bicarbonate de soude. Celui-ci va absorber toutes les odeurs indésirables.

Mes conseils en plus

Faites en sorte que votre armoire à chaussures ne dégage plus jamais de mauvaises odeurs. Laissez-y en permanence un récipient rempli de bicarbonate, en veillant à changer celui-ci tous les deux ou trois mois ou, en tout cas, à chaque fois qu'une odeur indésirable tente de pointer le bout de son nez.

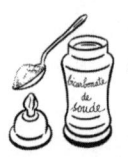

Baignoire (entretenir une)
bicarbonate de soude • eau

Personne n'apprécie de prendre son bain dans une baignoire qui n'est pas immaculée. Mais, par contre, tout le monde aime voir sa baignoire briller au moins aussi fort que dans certaines publicités télévisées. Pour arriver à ce remarquable résultat, il n'est pas nécessaire de se fier aveuglément à des trucages cinématographiques ou de se ruiner en produits industriels particulièrement corrosifs et dangereux d'utilisation. Rien ne vaut l'économique et efficace bicarbonate de soude ! Pour que votre baignoire soit propre et brillante, saupoudrez du bicarbonate sur toute sa surface (le fond et les parois intérieures), puis passez une éponge humide. Rincez ensuite à l'eau claire et séchez avec un chiffon propre et doux. Résultat garanti !

Mes conseils en plus

Le bicarbonate de soude ne raye pas et ne griffe pas. Il est donc sans danger pour la surface de votre baignoire. Ce n'est cependant pas une raison pour appuyer trop vigoureusement en passant l'éponge humide.

La baignoire est loin d'être une invention récente : les Grecs et les Romains de l'Antiquité en faisaient déjà usage, même si, en cette lointaine époque, elles étaient essentiellement en métal ou en pierre. Il faut attendre le Moyen Âge pour que la baignoire en bois fasse son apparition. Souvent simple tonneau, elle est peu pratique et fort peu confortable. À signaler que la baignoire en bois est depuis très longtemps utilisée dans certains pays d'Asie. On en trouve notamment dans tous les habitats anciens qui respectent la tradition. Au Japon, la baignoire n'a pas seulement un but hygiénique : elle est aussi considérée comme un lieu de détente, bien dans la tradition ancestrale. Prendre un bain est un véritable rituel qui permet l'épanouissement spirituel, tout en lavant et en purifiant le corps. Aujourd'hui, la baignoire se veut plurielle. On en trouve de toutes les tailles, de différentes formes et dotées d'une multitude d'accessoires : on parle de baignoires d'angle, de baignoires balnéo…

Balles de golf (nettoyer les)

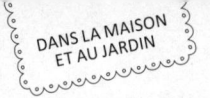

bicarbonate de soude • eau

Peut-être que vous êtes un mordu de la petite balle blanche. Un golfeur acharné. Pour vous, les termes ou expressions de fairways, de bunker, de pitch, de « hole in one »… n'ont plus aucun secret. Votre swing fait l'admiration de tous et votre carte de score justifie régulièrement votre excellent handicap. Si vous aimez le golf, vous aimez jouer avec des balles de qualité et d'une propreté irréprochable. D'abord parce que c'est nettement plus agréable. Ensuite parce que, bien propres, elles fendent mieux l'air et roulent beaucoup mieux sur les greens. Rien de plus simple : il suffit de les frotter avec une éponge imprégnée d'eau et saupoudrée de bicarbonate de soude. Les rincer ensuite à l'eau claire et les sécher. Votre caddie sera certainement ravi d'apprendre cette petite astuce…

Mes conseils en plus

Jusque dans le courant du XVIIe siècle, les golfeurs jouaient avec des petites balles en bois. Un peu plus tard est apparue celle que l'on surnomme la « plumeuse » : une balle constituée d'une enveloppe réalisée en peau de vache cousue à la main, remplie de plumes d'oie et recouverte de peinture. Grâce à de réelles qualités aérodynamiques, cette « plumeuse » a conservé les faveurs des joueurs pendant plus de deux cents ans. Ce n'est qu'au XXe siècle que les premières balles multicouches font leur apparition. Il s'agit d'abord de balles en fil de caoutchouc bobiné autour d'un noyau dur (en caoutchouc, lui aussi) et recouvertes d'une fine coque extérieure. Aujourd'hui, la plupart des bonnes balles de golf possèdent un noyau en titane, sont réalisées dans des matériaux hybrides et possèdent une coque souple. Dans l'immense majorité des cas, elles sont constituées de deux à quatre couches de matériaux synthétiques. Grâce à leur extrême diversité, elles sont à même de répondre aux attentes, aux besoins et aux capacités de tous les joueurs.

À l'origine, elles étaient sphériques et sans dépressions. Mais les meilleurs joueurs estimaient que les balles abîmées avaient une meilleure portée. C'est comme cela que certains d'entre eux tentaient de créer des reliefs sur leurs balles, de manière assez empirique il est vrai. En 1930, un industriel du nom de William Taylor décide de se pencher

sur la question et entame la fabrication, à une échelle industrielle, de balles alvéolées. Celles que l'on utilise encore
aujourd'hui sur tous les parcours du monde. La plupart
des balles de golf utilisées aujourd'hui totalisent entre trois
cents et quatre cent cinquante alvéoles (même si le record du
genre est détenu par une balle arborant pas moins de mille
soixante-dix alvéoles), souvent en nombre pair. Par ailleurs, les balles modernes se doivent de répondre à quelques
autres exigences officielles : leur poids ne peut excéder qua-
rante-cinq grammes quatre-vingt-treize et leur diamètre ne
peut dépasser quarante-deux millimètres soixante-sept. Les
balles qui ne respectent pas ces critères et qui ne sont donc
approuvées à la fois par le « Royal and Ancient Golf Club of
St Andrews » et la « United States Golf Association » n'ont
pas droit de cité en compétition.

Barbecue (maîtriser un feu de)

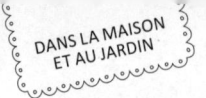

1 cuil. à café de bicarbonate de soude • 50 cl d'eau

Lorsque l'été revient, il est quasiment certain
que vous ressortez sans tarder votre barbecue.
Plantureuses grillades, gigantesques entrecôtes ou côtes à l'os,
superbes brochettes colorées, jolies pièces de poisson, succu-
lentes côtes de mouton… mais aussi fruits et légumes : voilà de
quoi passer quelques superbes moments de table, en famille
ou entre amis, sur la terrasse ou dans le jardin. Il faut toutefois
faire attention car, chaque année, les médias nous font savoir

que des « accidents de barbecue » sont survenus. Et, outre les dégâts matériels et les dommages physiques que les feux de barbecue peuvent causer, il est tout de même regrettable de gâcher un moment aussi agréable. Raison de plus pour avoir, une fois de plus, du bicarbonate de soude sous la main ! Dès que vous constatez que le feu de votre barbecue commence à s'emballer et qu'il risque d'échapper à votre contrôle, n'attendez surtout pas et vaporisez dessus une solution composée de cinquante centilitres d'eau et une grosse cuillerée à café de bicarbonate de soude. Vous éviterez ainsi le pire.

Mes conseils en plus

Ce n'est pas parce que vous gardez du bicarbonate de soude à portée de votre main que vous devez négliger d'autres élémentaires précautions. Voici donc quelques conseils pour des barbecues agréables et parfaitement sécurisés… Le combustible est très important. D'une manière générale, les allume-feu liquides sont les plus dangereux. Et certains d'entre eux dégagent des émanations très déplaisantes, voire même toxiques. Préférez-leur des allume-feu solides, idéalement biologiques. Si vous utilisez du bois, donnez la préférence à un bois dur et évitez si possible le sapin (et tous les bois similaires : ils risquent en effet de créer des gerbes d'étincelles et donc de propager le feu aux alentours du barbecue). Enfin, ne laissez jamais des jeunes enfants s'approcher ou s'occuper du barbecue et ne laissez jamais celui-ci

sans surveillance. Même si, alliant l'utile à l'agréable, vous profitez de cette surveillance pour siroter un petit verre de rosé bien frais…

Barbecue (nettoyer la grille du)

bicarbonate de soude • eau chaude

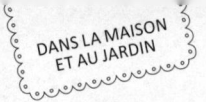

Pour nettoyer efficacement la grille de votre barbecue (ce qui, en principe, doit être effectué après chaque utilisation), humidifiez une éponge avec de l'eau chaude, puis saupoudrez-la de bicarbonate de soude. Passez ensuite cette éponge sur la grille à nettoyer, puis rincez celle-ci à l'eau claire et séchez-la complètement.

Mes conseils en plus

Comme le bicarbonate de soude est non toxique et qu'il n'aura donc aucun effet nuisible sur vos aliments, vos préparations et… votre santé, vous pouvez l'utiliser sans la moindre crainte.

Berceau (nettoyer un)

bicarbonate de soude • eau

Pour que votre bébé se sente toujours parfaitement à l'aise, il est important que toutes ses affaires – vêtements, jouets, poussette, berceau… – soient impeccablement propres. Humidifiez une éponge et saupoudrez-la de bicarbonate de soude. Utilisez-la ensuite pour nettoyer le fond, les parois, les barreaux… du berceau. Il ne vous reste plus, ensuite, qu'à rincer le tout à l'eau claire et à sécher soigneusement.

Mes conseils en plus

Aucune crainte à avoir pour le bien-être ou la santé de bébé : le bicarbonate de soude est totalement inoffensif… mais n'en est pas moins très efficace !

Bois (éliminer la moisissure du)

1/4 de verre de bicarbonate de soude • 1/2 verre de vinaigre blanc • 1 verre d'ammoniaque

Si certains de vos meubles, objets ou bibelots en bois commencent à se couvrir de moisissure, réagissez efficacement et rapidement. Dans un récipient, mélangez intimement tous les ingrédients : un quart de verre de bicarbonate

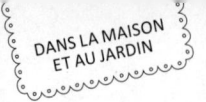

de soude, un demi-verre de vinaigre blanc et un verre d'ammo-niaque. Imprégnez une éponge de ce mélange et frottez-en le bois à traiter, en suivant le sens de ses fibres.

Mes conseils en plus

Attention : l'ammoniaque est nettement moins inoffensive que le bicarbonate de soude. Protégez-vous les mains (avec des gants en caoutchouc, par exemple) et les yeux lorsque vous traitez le bois.

Bois (nettoyer du)
bicarbonate de soude • eau

Pour nettoyer un meuble, un bibelot ou, plus géné-ralement, n'importe quel objet en bois, de l'eau et du bicarbonate de soude suffisent amplement. Imprégnez une éponge d'eau, puis saupoudrez-la de bicarbonate de soude. Passez-la ensuite sur le bois à traiter, en suivant le sens de ses fibres.

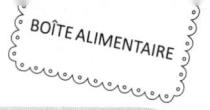
Mes conseils en plus

Quelques conseils supplémentaires : procédez toujours par petites surfaces à la fois et veillez à toujours maintenir l'éponge humide.

Le bicarbonate de soude ne raye pas et ne griffe pas. Vous pouvez donc l'utiliser sans crainte. Mais ce n'est pas une raison pour appuyer trop vigoureusement en passant l'éponge…

Boîte alimentaire (nettoyer et désinfecter une)

4 cuil. à soupe de bicarbonate de soude • 1 l d'eau

Cela peut peut-être vous paraître incroyable et pourtant, grâce au bicarbonate de soude, vous allez pouvoir effectuer trois importantes opérations en une seule : nettoyer, désinfecter et désodoriser n'importe quelle boîte alimentaire en plastique.

Remplissez un évier ou une bassine avec un litre d'eau et diluez-y quatre cuillerées à soupe de bicarbonate de soude. Plongez-y ensuite la boîte alimentaire à traiter et laissez-la tremper un moment avant de la rincer et de la sécher soigneusement.

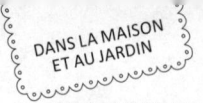

Mes conseils en plus

Plusieurs précisions…Si vous avez plusieurs boîtes alimentaires en plastique à nettoyer, vous pouvez bien entendu augmenter les quantités d'eau et de bicarbonate, mais toujours en respectant les mêmes proportions. Par exemple : deux litres d'eau et huit cuillerées à soupe de bicarbonate de soude, etc. Par contre, si les boîtes sont vraiment très sales, conservez la même quantité d'eau mais augmentez légèrement la proportion de bicarbonate. Efficace mais totalement inoffensif, celui-ci est sans danger pour vos aliments et, donc, pour votre santé.

Bouquet de fleurs (allonger la durée de vie d'un)

1 pincée de bicarbonate de soude

Quelqu'un vient de vous offrir un magnifique bouquet de fleurs et, bien entendu, vous souhaitez en profiter le plus longtemps possible. C'est bien normal ! Pour cela, remplissez un vase d'eau et ajoutez-y une pincée de bicarbonate de soude qui, ici, passe à juste titre pour être l'ami des fleurs coupées.

Mes conseils en plus

D'autres petites astuces vous permettront de renforcer l'effet du bicarbonate de soude et donc d'allonger la vie de vos fleurs coupées. Ainsi, coupez toujours leurs tiges en biseau, car cela augmente la surface en contact avec l'eau. Et n'oubliez pas de changer cette eau tous les deux jours, en veillant à ajouter à chaque fois une pincée de bicarbonate.

Brosse à dents (nettoyer une)
1 cuil. à soupe de bicarbonate de soude • 1 verre d'eau tiède

Il est, bien entendu, essentiel de conserver une brosse à dents d'une propreté irréprochable. Pour cela, plongez-la régulièrement dans une solution composée d'un verre d'eau tiède et d'une cuillerée à soupe de bicarbonate de soude. Laissez-la tremper pendant quelques heures, voire toute une nuit, puis rincez-la. Elle sera quasiment comme neuve !

Mes conseils en plus

Le choix d'une bonne brosse à dents, bien adaptée à votre morphologie et à votre dentition, n'a rien d'anodin.

Une brosse à dents mal adaptée compromet l'efficacité des brossages, aussi réguliers soient-ils. D'une manière générale, les spécialistes conseillent d'éviter les brosses dont les poils sont trop durs et, donc, trop agressifs. Ils recommandent plutôt des poils relativement souples, dont les bouts sont arrondis. Ceux-ci évitent, en effet, de blesser vos gencives ou d'éroder vos dents, ce que font habituellement les brosses à poils durs ou très durs. D'autre part, la forme et la grosseur de la brosse à dents doivent vous permettre d'atteindre chacune des dents sans la moindre difficulté, et cela aussi bien sur les surfaces extérieures qu'intérieures. Cela signifie que la brosse à dents dépend étroitement de la position des dents et de la taille de la bouche. C'est pour cela, notamment, que les enfants bénéficient de brosses spécialement étudiées et conçues pour eux. Une brosse à dents est donc un objet qui doit être soigneusement choisi et être parfaitement adapté et personnalisé. Dans tous les cas, cependant, il est conseillé – autant pour des raisons d'hygiène que pour des motifs liés à l'efficacité – de changer de brosse tous les trois mois environ. Complémentairement au brossage régulier des dents (idéalement après chaque repas ou collation et, au strict minimum, deux fois par jour), de nombreux spécialistes recommandent l'utilisation de la soie dentaire qui permet d'atteindre des endroits qu'une brosse à dents classique ne touche pas. Notamment entre les dents et sous la ligne de la gencive.

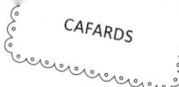

Cafards (éliminer les)

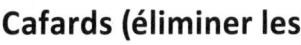

bicarbonate de soude

Vous avez beau être un maniaque de l'hygiène, vous avez beau nettoyer très régulièrement et soigneusement toute votre maison ou tout votre appartement, rien n'y fait. Un jour ou l'autre, vous êtes susceptible de découvrir, avec effroi, que des cafards gambadent dans votre cuisine, entre la pile d'assiettes et vos réserves de sucre. C'est l'horreur ! Si vous habitez en appartement, il se peut qu'une société spécialisée débarque régulièrement dans votre cuisine afin d'y pulvériser certaines substances chimiques qui sont au moins aussi toxiques pour les indésirables petites bestioles que pour vous. Des substances dangereuses qui, en outre, risquent d'empoisonner toutes vos provisions de bouche. Et c'est sans même évoquer le fait que l'efficacité de ce traitement est pour le moins sujette à caution ; des traitements répétitifs et réguliers étant souvent de mise. Ce qui augmente, bien entendu, les risques toxicologiques. Les produits chimiques vendus dans le commerce et que vous pouvez utiliser vous-même ne sont guère plus intéressants. Ils ne sont certes pas plus efficaces que le traitement « industriel » précédent, mais ils sont quasiment aussi dangereux pour votre santé, celle de vos enfants ou celle de vos animaux domestiques. Ce n'est cependant pas une raison pour baisser les bras et laisser la place libre aux cafards qui envahissent votre espace ! Il vous suffit, une fois encore, de faire confiance au bicarbonate de soude. Versez un peu de produit sur le passage habituel des cafards. Immanquablement, ils en mangeront et finiront par

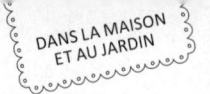
mourir de déshydratation. Une méthode qui n'est peut-être pas plus agréable que les pulvérisations toxico-chimiques mais qui a au moins le mérite d'être sans danger pour votre santé et pour vos aliments stockés dans les armoires.

Mes conseils en plus

Peu importe que vous les appeliez cafards ou blattes : ces horribles bestioles développent un intérêt marqué pour votre cuisine, et ce n'est pas un hasard. Elles raffolent des ingrédients sucrés et des féculents, notamment. Quoi de mieux, dans ces conditions, que de visiter votre garde-manger ou vos placards de cuisine ? Le problème (ou, en tout cas, l'un des problèmes) réside dans le fait que les cafards se reproduisent de manière affolante (une seule femelle peut pondre jusqu'à sept ou huit poches contenant chacune une quarantaine d'œufs), qu'ils sont voraces (attention à vos provisions !) et qu'ils sont très résistants (ils peuvent rester près d'un mois sans rien avaler de liquide ou de solide). Raison de plus pour ne pas les laisser envahir votre habitation et appliquer des mesures radicales, mais sans danger pour vous et votre famille.

Cage à oiseaux (nettoyer et désinfecter une)

bicarbonate de soude • eau

Que vous ayez un canari, des perruches, un perroquet…, peu importe : la cage de votre oiseau doit toujours être d'une totale propreté. À défaut, celle-ci dégagera assez rapidement des odeurs fort peu agréables et l'animal risque d'attraper certaines maladies. Pour nettoyer et désinfecter une cage, n'hésitez pas à utiliser du bicarbonate de soude, totalement inoffensif pour le volatile. Humidifiez une éponge et saupoudrez-la de bicarbonate de soude. Passez-la ensuite sur le fond, les parois, les barreaux… de la cage, puis rincez à l'eau claire et séchez. Pendant toute l'opération, veillez à maintenir votre éponge humide et imprégnée de bicarbonate.

Mes conseils en plus

Il est évident que ce sont toutes les cages des petits animaux qui peuvent être nettoyées et désinfectées de la sorte. Notamment les cages des petites souris et des hamsters.

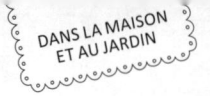

Calcaire (entraver la formation et les dépôts de)

1 dose de bicarbonate de soude

Une eau très, voire trop, calcaire peut avoir de graves répercussions sur le fonctionnement et la durée de vie de la plupart de vos appareils électroménagers. Pour freiner sa formation, le bicarbonate de soude s'avère une fois de plus fort efficace. Prenez l'habitude d'ajouter une dose de bicarbonate de soude quand vous mettez votre lave-linge ou votre lave-vaisselle en marche, et cela systématiquement. Certes, le bicarbonate n'empêchera pas complètement la formation de calcaire, mais il en entravera la formation et assurera ainsi une plus longue durée de vie à vos appareils, mais aussi un meilleur fonctionnement. Ce qui est toujours ça de gagné !

Mes conseils en plus

Si une eau calcaire reste sans danger pour la santé humaine, elle représente par contre un risque sérieux pour le fonctionnement et la durée de vie de vos appareils électroménagers : lave-linge, lave-vaisselle, bouilloire, cafetière…, cette eau très ou trop calcaire provoque l'entartrage des canalisations et tuyaux, mais elle cause aussi des dépôts blanchâtres sur les verres, la vaisselle… À l'inverse, une eau trop douce n'est pas meilleure et présente également divers inconvénients : elle empêche la formation d'une couche carbonatée

qui assure la protection des canalisations contre les risques d'érosion. L'eau devient ainsi trop agressive, ce qui entraîne la solubilisation de certains métaux (fer, cuivre…).

Les principales caractéristiques d'une eau très calcaire (aussi appelée « dure ») sont :
– elle laisse des traces blanchâtres sur les verres, la vaisselle, les casseroles…
– elle entartre tuyaux et canalisations ;
– le savon ne mousse que faiblement.
Les principales caractéristiques d'une eau peu calcaire (aussi appelée « douce ») sont :
– il n'y a aucun dépôt blanchâtre sur les verres, la vaisselle, les casseroles…
– les tuyaux et autres canalisations ne s'entartrent pas ;
– le savon mousse énormément et devient plus difficile à rincer.

Canalisation (déboucher une)

1 verre de bicarbonate de soude • 1 verre de vinaigre blanc • 1 verre de sel • eau chaude

En cas de canalisation bouchée, évitez si possible d'y verser les produits dits « miraculeux » qui sont aussi dangereux pour les tuyauteries et canalisations que pour votre santé et pour l'environnement naturel. Il suffit de jeter un coup d'œil à leurs étiquettes, d'y voir les têtes de mort et autres références à des produits hautement toxiques, pour n'avoir qu'une seule envie : laisser définitivement ces produits toxico-chimiques dans les rayons de magasins. En outre, leur coût n'est pas toujours à la hauteur de leur efficacité, loin s'en faut !

Essayez plutôt une solution à base de bicarbonate de soude et de vinaigre blanc. Versez dans l'évier, la baignoire ou le lavabo concerné un verre de bicarbonate, puis la même quantité de vinaigre blanc et encore un verre de sel fin. Faites ensuite couler de l'eau chaude et laissez agir pendant une vingtaine de minutes environ. La canalisation devrait être débouchée, sans risque pour votre peau, vos yeux, vos voies respiratoires ou l'environnement. Éventuellement, vous pouvez recommencer la même opération si nécessaire.

Canne à pêche (nettoyer une)
bicarbonate de soude • eau tiède

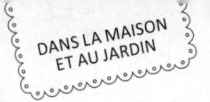

Imprégnez sans excès une éponge d'eau tiède, puis saupoudrez-la de bicarbonate de soude. Utilisez-la ensuite pour nettoyer toutes vos cannes à pêche. Rincez-les ensuite à l'eau claire et séchez-les.

Mes conseils en plus

❧❦❧

Cette astuce est aussi valable pour le reste de votre matériel de pêche, et notamment pour vos hameçons. Le bicarbonate de soude a ici un double effet. D'une part, il nettoie parfaitement vos cannes à pêche et, d'autre part, il les désinfecte également. C'est particulièrement intéressant si vous changez régulièrement de plan d'eau. Vous ne risquez plus de transporter à votre insu d'éventuelles maladies d'une eau à une autre.

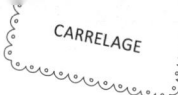

Carrelage (nettoyer des joints de)
bicarbonate de soude • jus de citron jaune fraîchement pressé

Que ce soit, par exemple, dans la salle de bains ou dans la cuisine, nettoyer des joints de carrelage est rarement une partie de plaisir. Le travail est long, fastidieux et ingrat. Sauf… sauf si vous confectionnez une solution composée de bicarbonate de soude et de jus de citron à parts égales. Mélangez bien ces deux produits jusqu'à obtention d'une pâte, puis appliquez celle-ci sur les joints. Laissez agir pendant une dizaine de minutes, puis frottez les joints ainsi traités à l'aide d'une toute petite brosse (une brosse à dents fait parfaitement l'affaire). Après cela, il ne vous reste plus qu'à rincer le tout à l'eau claire et à sécher le carrelage.

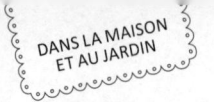

Carrosserie de voiture (nettoyer une)

1/2 verre de bicarbonate de soude • 1/2 verre de jus de citron jaune fraîchement pressé • 5 l d'eau chaude

Même si vous ne roulez pas énormément, la carrosserie de votre voiture finit par se salir. Poussière, déjections d'oiseaux, traces de goudron... sont malheureusement un lot quasi quotidien. Vous pensez peut-être qu'il n'existe que deux solutions : soit passer dans une station de lavage, avec tous les gaspillages d'eau que cela implique, soit vous éreinter à frotter vigoureusement toute la voiture. Il existe une autre solution qui va vous faciliter la tâche ! Remplissez un petit seau d'eau chaude, puis versez-y un demi-verre de bicarbonate de soude et la même quantité de jus de citron. Mélangez bien et utilisez la solution ainsi obtenue pour nettoyer efficacement votre voiture, sans risque pour la peau de vos mains ou pour l'environnement.

Cendrier (nettoyer un)

bicarbonate de soude • eau chaude

Bien sûr, vous faites partie des personnes, de plus en plus nombreuses, qui ont définitivement tourné le dos au tabac et à la dépendance de la nicotine. Mais vous avez peut-être des amis ou des connaissances qui n'ont pas encore trouvé le courage de jeter à la poubelle leur dernier paquet de cigarettes. Et, quand ils vous rendent visite, ils laissent derrière eux des cendriers débordant de cendres et de mégots, desquels s'élèvent d'horribles odeurs de tabac froid. Ce qui est, bien sûr, tout sauf agréable. Pour combattre ces relents, videz le plus vite possible les cendriers, puis passez-les sous l'eau chaude. Saupoudrez-les de bicarbonate de soude et frottez-les avec une éponge, éventuellement à plusieurs reprises. Rincez-les ensuite sous l'eau froide et séchez-les. Toutes les traces et toutes les odeurs de tabac auront enfin disparu. Votre maison est à nouveau respirable !

Chaise haute (nettoyer une)

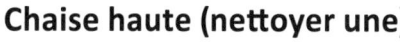

bicarbonate de soude • eau

Désormais, bébé mange à table. Comme les grands. La seule différence est qu'il s'installe sur une chaise haute qui, de temps en temps, reçoit quelques résidus de préparations gourmandes... C'est si amusant de jouer avec la nourriture... Il faut donc nettoyer régulièrement la chaise haute du chérubin. Pour cela, humidifiez une éponge et saupoudrez-la de bicarbonate de soude. Utilisez-la ensuite pour nettoyer le siège, le dossier, les pieds... de la chaise. Il ne vous reste plus, ensuite, qu'à rincer le tout à l'eau claire et à sécher soigneusement.

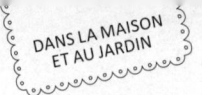
Mes conseils en plus

S'il est d'une remarquable efficacité, le bicarbonate de soude est aussi inoffensif pour votre bébé que pour ses aliments.

Une chaise haute pour bébé passe pour être absolument incontournable dès que l'enfant commence à se tenir assis tout seul, c'est-à-dire aux alentours de huit mois. Il existe principalement trois grands types de modèles : les chaises hautes classiques en bois (des chaises solides et indémodables, véritables « valeurs sûres » du genre, mais non transformables et confortables à condition d'y adjoindre un épais coussin), les chaises hautes « plastique et métal » (des modèles souvent pliables et démontables, avec siège rembourré et possibilités d'inclinaison) et les chaises hautes dites « évolutives » (elles sont réglables et s'adaptent, dans une certaine mesure du moins, à la taille de l'enfant). Il existe aussi des chaises hautes bio fabriquées en hêtre massif certifié PEFC et recouverte d'un vernis à base aqueuse, non toxique, respectueux de l'environnement et de la santé de l'enfant.

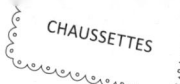

Mes conseils en plus

Certaines chaises hautes présentent des options assez intéressantes : des coussins déhoussables, des roulettes dotées de freins, un plateau amovible, un siège légèrement inclinable, un pliage aisé, la présence de trois à cinq points d'attache (en fonction d'une fixation basse ou haute)… Dans tous les cas, plusieurs éléments sont à vérifier et à prendre en considération avant l'achat : la hauteur du dossier doit être supérieure à trente-cinq centimètres, la stabilité de la chaise doit être optimale, les charnières doivent rester hors de portée des doigts de l'enfant, la taille de l'assise doit être suffisante pour accueillir confortablement un bambin de deux ans… Tout cela est encore plus important lorsque l'on sait que des chaises hautes mal adaptées ou mal utilisées sont responsables de plus de 15 % des accidents impliquant des très jeunes enfants et que cette même chaise, par ailleurs absolument nécessaire, est le produit qui, avec une certaine logique, entraîne le plus de traumatismes crâniens.

Chaussettes (odeurs de)
bicarbonate de soude

Soyons clair : sauf si vous ne les lavez pas assez souvent, ce ne sont pas les bas ou chaussettes qui sentent mauvais, mais plutôt les pieds qui transpirent.

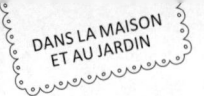

Pour éviter ce désagrément aussi gênant pour vous qu'ennuyeux pour les autres, il suffit de saupoudrer, chaque matin, du bicarbonate de soude à l'intérieur des chaussettes. Le bicarbonate va jouer le rôle d'« éponge » et absorber toutes les odeurs désagréables.

Mes conseils en plus

L'une des solutions permettant de limiter la transpiration et donc les odeurs peu agréables passe par l'achat et l'utilisation de chaussettes de qualité. Privilégiez toujours le pur coton (de préférence de qualité biologique certifiée et/ou du commerce équitable) et délaissez sans le moindre regret l'ensemble des matières synthétiques.

Chien (odeur de)
bicarbonate de soude

Bien sûr, vous adorez Médor ! L'emmener en promenade, le couvrir de caresses, jouer avec lui... La seule chose qui peut vous embêter, c'est que votre chien sente parfois... le chien... Certes, rien n'est plus naturel, mais il est aujourd'hui de bonne politique d'éliminer cette odeur. Inutile, pour cela, de tomber dans certains abus qui frisent le ridicule, et d'offrir un parfum de marque à votre toutou. Le shampouiner est efficace, même s'il est hors de question de répéter cela

118

trop souvent. Entre deux shampoings, faites donc confiance au bicarbonate de soude : saupoudrez-en le pelage de votre chien, sans excès, puis brossez-le comme vous le faites habituellement. Le bicarbonate va absorber toutes les odeurs.

Mes conseils en plus

Avant de saupoudrer le pelage de votre chien, assurez-vous que celui-ci est parfaitement sec. Vous pouvez utiliser le bicarbonate en toute confiance : il est totalement inoffensif pour votre animal. Une seule précaution, mais de taille : ne lui mettez jamais de bicarbonate de soude sur ou autour des yeux !

Clubs de golf (nettoyer les)
bicarbonate de soude • eau

Putter, sand wedge, bois, fers… Après un agréable parcours de golf, tous les clubs doivent être soigneusement nettoyés. Le mieux est de les frotter avec une éponge imprégnée d'eau et saupoudrée de bicarbonate de soude. Il ne vous reste plus, ensuite, qu'à les rincer à l'eau claire et à les sécher soigneusement. À moins que vous ne préfériez demander à votre caddie de le faire pour vous…

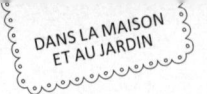

Mes conseils en plus

Le bicarbonate de soude ne raye pas et ne griffe pas. Vous n'avez donc aucune crainte à avoir pour vos précieux clubs.

Les clubs de golf se répartissent en trois grandes catégories :
– le putter qui sert à taper la balle sur le green entourant le drapeau ;
– les bois, ainsi appelés parce que leurs têtes étaient jadis exclusivement fabriquées en bois (aujourd'hui, celles-ci peuvent être en titane ou en matériaux composites). Ils permettent de taper la balle sur le tee de départ, mais aussi de couvrir de longues distances ;
– les fers, avec des têtes en acier, qui possèdent des lofts variés.
Dans le sac du golfeur, une série complète ne peut jamais excéder quatorze clubs. Souvent, celle-ci est très classiquement subdivisée de la manière suivante : un putter, sept fers, un sand wedge (au loft très ouvert, pour sortir des bunkers de sable), un pitching wedge et trois bois (le bois Un, appelé « driver » et utilisé sur le tee de départ, est souvent réservé aux meilleurs joueurs).
Il est intéressant de remarquer que, avec un même club, un golfeur professionnel couvrira une distance de 20 à 30 % plus longue qu'un joueur amateur de bon niveau.

Coffre de voiture (nettoyer et désodoriser un)

bicarbonate de soude

Du bicarbonate de soude et un bon aspirateur : il n'en faut pas plus pour nettoyer efficacement et pour désodoriser le coffre de votre véhicule. Saupoudrer du bicarbonate de soude partout dans votre coffre, laissez-le agir pendant un moment, le temps que le bicarbonate absorbe les odeurs. Puis passez l'aspirateur afin d'éliminer la poudre. Votre coffre sera propre et exempt de toute mauvaise odeur.

Col de chemise (détacher un)

1 cuil. à café de bicarbonate de soude • 1 cuil. à café de vinaigre blanc

Si vous devez éliminer des taches d'un col de chemise, préparez une petite pâte à base d'une cuillerée à café de bicarbonate de soude et de la même quantité de vinaigre blanc. Appliquez-la sur les taches à faire disparaître et laissez-la agir pendant une dizaine de minutes environ. Rincez ensuite le col de chemise à l'eau claire, tout juste tiède. Les vilaines taches auront en principe disparu !

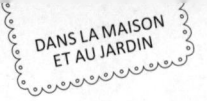

Cosses de batterie (nettoyer les)

1 verre de bicarbonate de soude • 1/4 de verre d'eau vinaigrée

Pour avoir une batterie en parfait état et donc être assuré de pouvoir démarrer sans le moindre problème, il est important de nettoyer régulièrement les cosses de cette batterie. Pour cela, préparez une solution composée d'un verre de bicarbonate de soude et d'un quart de verre d'eau vinaigrée (au vinaigre blanc). Utilisez ensuite ce mélange pour nettoyer soigneusement les cosses, avant de les sécher. Parfait pour ensuite démarrer au quart de tour !

Mes conseils en plus

Bien entendu, vous n'oublierez pas de déconnecter les cosses de la batterie avant ce nettoyage, et de les reconnecter ensuite, dès qu'elles sont bien propres et sèches. Respectez bien l'ordre des câbles. Comme l'on dit familièrement : « le fil rouge sur le bouton rouge… ».

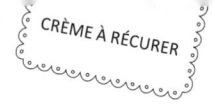

Crème à récurer (faite « maison »)

1 verre de bicarbonate de soude • 1/2 verre de vinaigre blanc • 10 à 12 gouttes d'huile essentielle de citron

Il n'est vraiment pas besoin de vous fier aux produits du commerce pour bénéficier de toute l'efficacité d'une bonne crème à récurer ! À tous ces produits industriels, préférez une préparation « maison » d'une réelle innocuité, mais aussi d'une véritable efficacité. Dans un bol, mélangez intimement un verre de bicarbonate de soude, un demi-verre de vinaigre blanc et une dizaine ou une douzaine de gouttes d'huile essentielle de citron. Amalgamez tous ces ingrédients de manière à obtenir une pâte facile et rapide d'utilisation.

Mes conseils en plus

Si vous prévoyez un grand nettoyage, vous pouvez préparer votre crème à récurer à l'avance (elle se conserve trois à cinq jours dans un récipient hermétiquement fermé), éventuellement en plus grande quantité. Le tout est de bien respecter les proportions des différents produits. Vous pouvez, par exemple, les doubler (2 verres de bicarbonate, 1 verre de vinaigre, 20 gouttes d'huile essentielle de citron), les tripler sur le même principe…

Pour obtenir un kilo d'huile essentielle de citron, il faut presser environ trois mille écorces de fruits, idéalement de

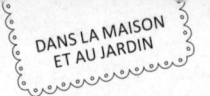

qualité biologique certifiée. Il ne faut donc pas s'étonner du fait qu'elle est relativement onéreuse. Mais comme vous n'en utilisez que d'infimes quantités à la fois, ceci compense allègrement cela… Considérée comme un formidable stimulant naturel et général, l'huile essentielle de citron connaît de multiples applications et utilisations dans des domaines variés. Elle est utilisée en cas d'infections respiratoires répétées. Elle permet d'assainir l'air ambiant. Elle combat le redoutable « mal des transports ». Elle soulage les nausées et facilite les digestions difficiles. Elle agit comme un fluidifiant sanguin. Comme tous les agrumes, elle possède des vertus calmantes. Elle est encore utilisée en parfumerie, en aromathérapie cosmétique et culinaire… Une précaution d'emploi, toutefois : comme avec toutes les huiles essentielles à base d'agrumes, il est vivement recommandé de ne pas s'exposer au soleil jusqu'à douze heures après application sur la peau. Les huiles essentielles en règle générale, et l'huile essentielle de citron en particulier, ne conviennent absolument pas aux animaux de compagnie, dont le chat qui la redoute.

Cuivres (faire briller les)

bicarbonate de soude • jus de citron jaune fraîchement pressé

« Faire les cuivres » est une tâche ménagère qui est relativement passée de mode, évolution de la décoration aidant. Cependant, quelques beaux bibelots ou ustensiles (de cuisine, notamment) en cuivre sont toujours d'un bel effet. À condition, toutefois, qu'ils soient bien brillants... Pour leur donner toute la brillance à laquelle ils ont droit, mélangez intimement un peu de bicarbonate de soude et du jus de citron. Imprégnez un chiffon avec ce mélange et utilisez-le pour frotter vos cuivres. Frottez-les ensuite avec un chiffon propre et doux. Jamais ils n'auront été aussi beaux !

Mes conseils en plus

Vous pouvez utiliser cette astuce sans crainte puisque le bicarbonate de soude ne raye pas et ne griffe pas. Aucun risque pour vos objets, bibelots ou ustensiles en cuivre ! Ne frottez tout de même pas avec une force démesurée.

Descente de lit (éliminer les acariens d'une)

bicarbonate de soude

Contrairement à ce que l'on imagine parfois, il n'est pas très difficile de se débarrasser des acariens qui peuvent envahir une descente de lit. Il vous suffit de saupoudrer cette dernière avec du bicarbonate de soude et de laisser le produit agir pendant un moment. Passez ensuite l'aspirateur pour éli-

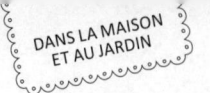
miner bicarbonate et impuretés, puis secouez la descente de lit avant de la remettre en place.

Mes conseils en plus

Cette astuce a en réalité un double effet : elle combat la prolifération des acariens et désodorise votre descente de lit ; le bicarbonate de soude jouant à merveille son rôle d'« éponge » à odeurs.

Responsables de nombreuses allergies, les minuscules acariens privilégient les environnements chauds et humides. La literie est donc un site qu'ils apprécient plus que beaucoup d'autres.

Éponge (entretenir une)

1/2 verre de bicarbonate de soude • 3 cuil. à soupe de vinaigre blanc • 1 l d'eau

Pour bien entretenir vos éponges, privilégiez une solution bicarbonatée. Versez un litre d'eau dans un petit seau, puis mélangez-y un demi-verre de bicarbonate de soude et trois cuillerées à soupe de vinaigre blanc. Plongez-y votre éponge et laissez-la tremper pendant une bonne heure. Ensuite, rincez-la à l'eau claire et laissez-la sécher à l'air libre.

Mes conseils en plus

Comme elle est désormais bien entretenue, votre éponge verra sa durée de vie sensiblement allongée, en fonction de son utilisation.

On trouve désormais quantité d'éponges différentes dans le commerce. Si les éponges synthétiques, souvent fabriquées à partir de pétrole ou de dérivés pétroliers, sont de la plus mauvaise qualité, les véritables éponges naturelles doivent être réservées, notamment, à l'hygiène corporelle.

Fissure (colmater une)

1 dose de bicarbonate de soude • 2 doses de colle blanche

Vous venez de remarquer une ou plusieurs fissures dans un mur et vous n'avez pas de produit de colmatage sous la main. Ce n'est pas un problème si vous avez en stock du bicarbonate de soude et de la colle blanche. Mélangez intimement ces deux produits en respectant les proportions suivantes : une dose de bicarbonate pour deux doses de colle. Utilisez ensuite une petite spatule pour appliquer cette préparation sur la fissure. Lissez bien la surface et laissez complètement sécher.

Mes conseils en plus

❦

Une fois la fissure colmatée avec ce mélange bicarbonaté, vous pourrez à nouveau peindre ou tapisser le mur sans le moindre problème.

Fosse septique (entretenir une)
1 verre de bicarbonate de soude

Si vous n'êtes pas raccordé au système municipal d'égout sanitaire, il est fort probable que vous possédiez une fosse septique enterrée quelque part dans votre terrain. Pour en assurer un fonctionnement optimal et sur le long terme, il est essentiel de maintenir un pH stable, surtout que celui-ci est souvent mis à mal par les détergents utilisés pour les lave-linge et autres lave-vaisselle. Le mieux, pour maintenir ce pH, est de verser, une à deux fois par semaine, un verre de bicarbonate de soude. Soit directement dans la fosse (ce qui n'a vraiment rien d'agréable), soit dans la cuvette des toilettes. Dans ce cas, versez le produit et tirez tout simplement la chasse d'eau.

Mes conseils en plus

*Le pH (qui est une abréviation de « poids d'hydrogène »)
donne une indication de l'acidité d'une substance (de l'eau,
par exemple). Il est déterminé par la quantité d'ions d'hydrogène libre contenus dans ladite substance. Le résultat
d'une mesure de pH est défini par les quantités d'ions $H+$
et $OH-$ présentes dans cette substance. Si les deux quantités
sont égales, la substance est considérée comme neutre. Le
pH peut varier de 1 à 14. Au-dessus de 7, la substance est
dite basique. En dessous de cette valeur, la substance est
acide. À titre d'exemples, on peut dire qu'un produit lessiviel
classique a habituellement un pH de 13, le sang humain a un
pH de 7,4, l'eau a un pH de 7, le lait entier un pH de l'ordre
de 6,6, les tomates un pH d'environ 4,5, les pommes un pH
de 3 et le jus de citron un pH de 2.*

Fourmis (se débarrasser des)
*3 doses de bicarbonate de soude • 1 dose de sucre en
poudre*

Il n'est jamais agréable de voir défiler une longue
colonne de fourmis dans sa cuisine ou sur la terrasse. Même
s'il s'agit de petites bestioles qui ont un rôle utile dans l'environnement, les voir crapahuter à proximité de vos casseroles
ou de l'apéritif que vous venez de servir en terrasse n'a rien

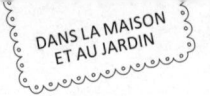
de réjouissant. Le commerce nous propose à foison des produits anti-fourmis dont l'efficacité est de plus en plus sujette à caution. En effet, les petites bêtes se sont accoutumées à la plupart des produits toxico-chimiques et ont ainsi développé une véritable résistance à ces produits, même utilisés à fortes doses. Pas de doute : ces produits finissent par devenir plus dangereux pour vous, vos enfants ou vos animaux de compagnie que pour les fourmis qu'ils sont censés combattre. Une fois de plus, le bicarbonate de soude vient à votre rescousse. La première chose à faire est de repérer leur fourmilière. Ensuite, disposez autour de l'entrée de cette fourmilière un mélange savamment dosé de bicarbonate de soude et de sucre en poudre, à raison de trois doses pour une. Attirées par le sucre, les fourmis ingurgiteront également le bicarbonate ; une substance qu'elles sont incapables de digérer. Les envahissantes fourmis ne seront bientôt plus qu'un désagréable souvenir...

Mes conseils en plus

Les fourmis sont des insectes sociaux qui forment des véritables colonies (les fourmilières), parfois très complexes, qui sont composées de quelques dizaines à plusieurs millions d'individus. Apparues, semble-t-il, vers la fin du Crétacé, elles seraient une évolution des guêpes du Jurassique. Si, en règle générale, les mâles ont une durée de vie relativement courte (ils meurent dès qu'ils se sont reproduits), le record de longévité est détenu par une reine de la fourmi noire des jardins : elle a vécu vingt-huit ans et huit mois, en laboratoire. En moyenne, cependant, une fourmi ouvrière vit entre trois mois et un an. Près de douze mille espèces de fourmis (dont environ quatre cents connues en Europe) ont été répertoriées à travers le monde. Leur population mondiale est généralement estimée à dix millions de milliards d'individus. À elles seules, elles représentent entre 1 et 2 % du nombre d'espèces d'insectes, mais… près de 20 % de leur biomasse. Encore quelques chiffres impressionnants : les fourmis ouvrières de l'espèce Atta, issues d'un seul nid, peuvent mobiliser et répartir jusqu'à quarante tonnes de terre sur une centaine de mètres carrés. Globalement, elles jouent un rôle environnemental de tout premier plan : elles enfouissent dans le sol de la matière organique, elles contribuent à aérer mais aussi à homogénéiser le sol, elles protègent certains arbres des parasites, elles contribuent à disperser et à faire germer de nombreuses graines, certaines espèces défendent les fruits contre les attaques d'autres insectes… Certaines pollutions, dont celle des pesticides utilisés à outrance par les agricultures conventionnelle et raisonnée, sont directement responsables de la disparition de certaines espèces.

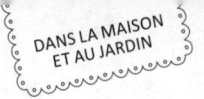

Franges d'un balai (nettoyer les)
bicarbonate de soude • eau

Pour que les franges de votre balai soient toujours propres et donc plus efficaces, faites-les régulièrement tremper dans un seau d'eau additionnée de bicarbonate de soude.

Mes conseils en plus

Quand faut-il faire tremper les franges du balai ? Toute la question est là. Cela dépend de l'utilisation que vous en faites et de l'état de propreté des franges.

Gants de toilette (désodoriser des)
1/2 verre de bicarbonate de soude

Il se peut qu'après utilisation, vos gants de toilette dégagent une peu agréable odeur de transpiration. Pour être certain de la faire disparaître, incorporez un demi-verre de bicarbonate à votre produit de lessive habituel, puis faites votre lessive comme d'habitude. Le bicarbonate de soude aura absorbé toutes les mauvaises odeurs.

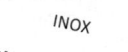

Gants de vaisselle (enfiler plus facilement des)

bicarbonate de soude

Si vous faites la vaisselle à la main, il est probable que vous utilisiez ces fameux gants en caoutchouc qui peuvent aussi vous être utiles quand vous faites le ménage. Cela dit, ils sont parfois difficiles à enfiler. Presque de quoi vous dissuader de faire la vaisselle... Pour les enfiler sans le moindre problème, versez un petit peu de bicarbonate de soude dans chaque gant, puis retournez-les de manière à évacuer l'excès de produit. Il n'y a plus qu'à les enfiler... et à faire la vaisselle...

Inox (faire briller de l')

bicarbonate de soude • eau

Il n'est pas difficile de faire briller, sans trop d'efforts, des objets ou des ustensiles en acier inoxydable. Il suffit de les frotter avec une éponge préalablement imprégnée d'eau et saupoudrée de bicarbonate de soude. Ensuite, il vous suffit de rincer et de sécher les objets en Inox qui auront retrouvé tout leur brillant.

Mes conseils en plus

Bonne nouvelle : le bicarbonate de soude ne raye pas et ne griffe pas. Vous pouvez donc l'utiliser sans la moindre appréhension.

Les aciers inoxydables sont présents dans de nombreux secteurs de la vie industrielle ou quotidienne. Depuis l'agrochimie jusqu'aux transports, en passant par la chimie, la médecine ou même…la cuisine. Ce sont des aciers, alliages de fer et de carbone, auxquels on ajoute du chrome en quantité variable en fonction de la résistance souhaitée à l'oxydation. D'autres éléments peuvent aussi être ajoutés, tels le nickel (qui est censé améliorer les propriétés mécaniques générales), le tungstène (qui est une matière toxique avérée) ou le titane (qui améliore la stabilité générale de l'alliage pour des températures autres que la température ambiante). Pour être classé dans la catégorie des aciers inoxydables, un acier doit comporter au moins 10,5 % de chrome et moins de 1,2 % de titane. Les aciers inoxydables modernes sont les descendants d'une longue tradition métallurgique qui remonterait, selon certaines sources, à l'Antiquité. Cependant, les premiers aciers résistants à base de chrome furent mis au point et développés par le métallurgiste français Pierre Berthier.

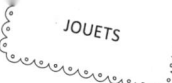
Jouets (nettoyer des)

3 cuil. à soupe de bicarbonate de soude • 1 l d'eau tiède

Bien sûr, vous aimez que vos enfants s'amusent avec tous les jouets que vous leur offrez. Mais vous appréciez surtout qu'ils le fassent sans danger. Les jouets et jeux doivent être sécurisants. Mais ils doivent aussi être d'une propreté absolue. Surtout si, malgré vos remontrances, vos enfants ont la détestable habitude de les porter à la bouche. Si vous voulez nettoyer bien à fond tous leurs jouets, qu'ils soient en métal, en bois ou en plastique, la meilleure solution consiste à utiliser une eau bicarbonatée, sur la base d'un litre d'eau tiède et trois cuillerées à soupe de bicarbonate. Ensuite, rincez-les soigneusement et séchez-les... avant de les rendre, propres et complètement désinfectés, à leur heureux propriétaire qui trépigne à côté de vous...

Mes conseils en plus

À noter que cette petite astuce, qui est sans incidence sur la santé de vos enfants puisque le bicarbonate de soude est d'une totale innocuité, peut aussi être utilisée pour... les jouets préférés de vos animaux de compagnie.

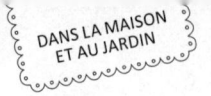

Lessive (adoucissant pour)

1/4 de verre de bicarbonate de soude • 1 dose de produit de lessive

Plus besoin de vous encombrer de bidons de produits adoucissants industriels artificiellement (mais pas toujours agréablement) parfumés ! Pour que votre linge soit parfaitement adouci, il vous suffit, tout simplement, d'ajouter un quart de verre de bicarbonate de soude à la dose classique de votre produit de lessive. Faites la lessive comme d'habitude et... appréciez la douceur de tout votre linge.

Mes conseils en plus

Pour être complet, il faut signaler que, dans ce cas, l'utilisation du bicarbonate de soude a un triple effet bénéfique. Bien sûr, il adoucit votre linge. Mais il lui assure aussi une très agréable fraîcheur (le bicarbonate de soude possède la particularité d'« avaler » toutes les odeurs) et lui garantit une incroyable blancheur. Ceci est notamment vrai pour les blancs délicats qui craignent parfois les produits spécialisés industriels.

À titre anecdotique, le mot « lessive » vient du latin « lixiva » que l'on peut traduire par « eau pour la lessive ».

Composées de détergents, de composés alcalins, d'agents séquestrants, de parfums artificiels, d'enzymes, d'agents de blanchiment, de ballast, d'azurants optiques, de conservateurs et, souvent, de colorants, les lessives industrielles non biologiques se retrouvent dans les eaux usées qui, après traitement plus ou moins efficace, se retrouvent, elles, dans la nature. Ces lessives ont un fort impact négatif sur l'environnement et elles génèrent une très importante et grave , du fait notamment de la présence de molécules instables, rémanentes et toxiques : des détergents qui forment des mousses diminuant considérablement l'oxygénation des eaux, des phosphates qui sont à l'origine du phénomène d'eutrophisation (que l'on connaît sous l'appellation courante de « marée verte »), des dérivés du pétrole qui sont hautement toxiques à toutes les doses…Et cela sans même mentionner les substances hautement allergisantes qui, malgré leurs dangers connus et avérés pour la santé humaine, restent autorisées par une législation particulièrement souple. Un dernier chiffre pour clôturer cette info : on estime que, chaque année, ce sont plus de cinq milliards de lessives qui sont effectuées dans le monde. La question de la pollution directement causée par les lessives industrielles est donc, plus que jamais, d'une importance extrême.

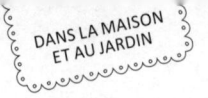
Litière du chat (éliminer les odeurs de)
bicarbonate de soude

Votre chat adore sa litière. Mais, par contre, vous n'adorez pas du tout les odeurs désagréables qui peuvent s'en dégager, même si vous la changez très régulièrement. Utilisez donc cette astuce, connue de bien des professionnels : saupoudrez une généreuse couche de bicarbonate de soude (un bon demi-centimètre d'épaisseur) dans le fond de la litière, puis étalez le gravier par-dessus. Le bicarbonate de soude va absorber toutes les odeurs.

Mes conseils en plus

N'oubliez pas de changer le bicarbonate chaque fois que vous changez la litière. Bonne nouvelle : le bicarbonate est sans le moindre danger pour votre animal favori.

Devant la palette extrêmement large de litières pour chats disponibles dans le commerce, il est parfois difficile d'effectuer un choix judicieux. La présentation générale, le prix, l'influence de la publicité… jouent alors un rôle déterminant. Mais c'est sans tenir compte du fait que le principal intéressé, ce bon vieux matou, a aussi ses préférences. Si certains d'entre eux s'adaptent sans la moindre difficulté à n'importe quelle litière, d'autres, par contre, jouent les difficiles et se montrent nettement plus exigeants. Dans cer *tains cas, plusieurs essais doivent même être effectués afin de trouver la litière qui plaira vraiment à l'animal.*

Certaines litières sont réalisées à base d'argile. Cette catégorie est elle-même subdivisée en deux : la litière à agglutination qui est assez facile d'utilisation et la litière à non-agglutination qui présente l'avantage de bien absorber l'urine. Ensuite viennent les litières à base de sable (celui-ci absorbe bien l'urine mais maîtrise fort mal les odeurs) et les litières dites naturelles, souvent à base de papier, de maïs, de pin ou de blé, qui conviennent parfaitement bien aux chats allergiques. Ces dernières existent en aggluté et en non-aggluté et ne posent aucun problème environnemental car elles sont totalement biodégradables. Leur pouvoir de maîtrise des odeurs dépend étroitement de la matière dans laquelle elles sont réalisées.

Marbre (faire disparaître des taches sur du)

bicarbonate de soude • eau

Saupoudrez la tache à faire disparaître de bicarbonate de soude, puis frottez-la avec une éponge légèrement imprégnée d'eau, sans pousser trop fort. Rincez ensuite à l'eau tiède avant de sécher bien à fond avec un chiffon doux. La tache devrait avoir disparu.

Mes conseils en plus

Utilisé depuis les plus lointaines époques, le marbre conserve toujours une certaine aura de prestige, que ce soit en construction ou en décoration. Si l'on extrait aujourd'hui du marbre dans diverses régions, il en est deux qui conservent toujours les faveurs des amateurs du genre : le marbre de l'île grecque de Paros qui présente un grain d'une extrême finesse, et, plus classique, le célèbre marbre de Carrare, d'une superbe blancheur.

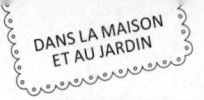

Matelas (nettoyage courant d'un)
bicarbonate de soude

Du bicarbonate de soude et un bon aspirateur : il ne vous en faut pas plus pour assurer le nettoyage courant de tous vos matelas. Voici comment procéder… Saupoudrez généreusement du bicarbonate de soude sur une première face du matelas. Laissez agir le produit pendant environ une heure, puis passer l'aspirateur afin d'éliminer le produit et les éventuelles impuretés. Retournez alors le matelas et répétez la même opération sur l'autre face. Votre matelas sera ainsi nettoyé, mais aussi désodorisé puisque le bicarbonate de soude absorbe toutes les odeurs.

Mes conseils en plus

Si vous apercevez des taches sur votre matelas, vous pouvez utiliser une variante de l'astuce précédente : saupoudrez du bicarbonate de soude sur une éponge légèrement imprégnée d'eau et frottez la tache. Laissez ensuite complètement sécher.

Le choix d'un bon matelas n'est pas une chose aisée. Matelas plus ferme ou plus souple ? En latex ou à ressorts ? Ou à sommier à lattes ? Les questions se multiplient et sont d'autant plus importantes que, selon certains sondages, les Français font partie de ceux que l'on appelle généralement les « gros dormeurs » : la durée moyenne de sommeil est, en France, de sept heures et dix minutes, soit plus que la moyenne mondiale. À titre de comparaison, les Malais dorment moins de six heures quarante minutes en moyenne. Plus encore : nombre de Français (environ un tiers, selon les mêmes sondages) ont définitivement banni le réveil (ou tout autre appareil faisant la même fonction) de la chambre. Et la moitié des personnes interrogées affirment changer de matelas tous les dix ans. Bref, dans l'Hexagone, le sommeil est, comme la nourriture, une chose que l'on prend vraiment très au sérieux. Raison de plus pour bien choisir son matelas ! Le type de matelas joue effectivement un rôle déterminant non seulement dans la qualité globale du sommeil, mais également dans les maux de dos. Pour soulager ces derniers, certains spécialistes recommandent un matelas bien ferme. Mais d'autres préconisent un matelas moins dur. Entre les deux, il est très difficile (voire impossible) de s'y retrouver et le mieux est de tester soi-même, en magasin, différents types de matelas afin de voir lequel est le plus confortable. C'est, en effet, à chacun de trouver le matelas qui lui convient le mieux. Globalement, les spécialistes de la literie estiment qu'il existe cinq critères de choix tout à fait objectifs et incontournables :

– l'indépendance de couchage : plus elle est forte et moins vous sentirez les mouvements de votre partenaire ;

– la qualité de la suspension (mousse, ressorts ou latex) : il est généralement conseillé de conserver une suspension identique à la précédente lors d'un changement de matelas, pour ne pas être perturbé dans ses habitudes de sommeil ;

– la fermeté : celle-ci est étroitement dépendante de la morphologie et du poids de chacun. D'une manière schématique, on peut dire que plus le poids de la personne est important, plus la fermeté du matelas est conseillée ;

– le garnissage : c'est ce que l'on appelle parfois le « confort immédiat ». C'est la première impression que l'on a d'un matelas, après seulement quelques minutes d'utilisation. Le garnissage peut être constitué de laine, de coton, de mousse, de soie… Pour un confort optimal, certains matelas sont équipés d'une face « été » et d'une face « hiver » ;

– la taille du matelas : sa longueur dépend de la taille de chacun, sachant que l'on compte généralement une quinzaine de centimètres de plus que la taille du sujet (histoire

que vos pieds ne dépassent pas de la literie en cours de nuit).
La largeur est également un critère important sachant que
chaque dormeur se retourne en moyenne une quarantaine
de fois chaque nuit. Il semblerait qu'un matelas faisant 160
x 200 cm (l x L) soit parfait dans la toute grande majorité
des cas (le standard 140 cm de largeur étant d'ailleurs en
voie de disparition).

Mauvaises herbes (combattre les)
bicarbonate de soude

Si vous saupoudrez du bicarbonate de soude sur les
touffes de mauvaises herbes, celles-ci se faneront
et disparaîtront en seulement quelques jours, et sans grand
effort de votre part.

Mes conseils en plus

Pour efficace qu'elle soit, cette astuce n'est cependant réa-
lisable que sur des surfaces restreintes. Elle est notamment
parfaite pour éliminer les mauvaises herbes qui se glissent
entre les dalles d'une terrasse ou entre les pavés d'une allée.
Quoi qu'il en soit, l'utilisation du bicarbonate de soude est
toujours préférable à celle des herbicides chimiques qui
sont au moins aussi dangereux pour les mauvaises herbes

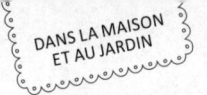
que pour les bonnes plantes, vos enfants et vos animaux de compagnie.

Meuble en bois (nettoyer un)

bicarbonate de soude • eau

Une éponge imprégnée d'eau, sans excès, puis saupoudrée de bicarbonate de soude est parfaite pour nettoyer tous vos meubles en bois. Séchez ensuite les meubles à l'aide d'un chiffon propre et doux.

Mes conseils en plus

Le bicarbonate de soude ne raye pas et ne griffe pas. Aucun danger, donc, pour votre mobilier.

Mobilier de jardin (nettoyer le)

1 verre de bicarbonate de soude • 1 verre de liquide vaisselle bio • 1 l d'eau

Versez un litre d'eau dans un récipient, puis mélangez-y un verre de bicarbonate de soude et la même quantité de liquide vaisselle de qualité biologique. Utilisez ce mélange pour imprégner une éponge et nettoyer tout votre mobilier de jardin : tables, chaises, chaises longues… Rincez ensuite à l'eau claire et séchez complètement.

Mobilier en rotin (nettoyer le)

4 cuil. à soupe de bicarbonate de soude • 1 l d'eau tiède

Versez un litre d'eau tiède dans un seau et mélangez-y quatre cuillerées à soupe de bicarbonate de soude. Imprégnez-en une éponge et frottez-en tous vos meubles en rotin : tables, chaises, tabourets… Rincez-les ensuite à l'eau claire et laissez-les sécher à l'air, mais pas en plein soleil.

Mes conseils en plus

Le mot « rotin » est en réalité un terme vernaculaire relativement ambigu qui, en français, désigne plusieurs palmiers qui fournissent un matériau très utilisé en vannerie : cannage, fabrication de meubles…

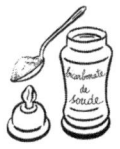

Mur (éliminer des traces sur un)

bicarbonate de soude • eau

Si vos charmants bambins ont laissé de vilaines traces de doigts sur les murs de leur chambre,

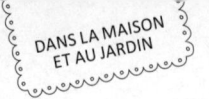
faites rapidement disparaître celles-ci en les frottant avec une éponge légèrement imbibée d'eau et saupoudrée de bicarbonate de soude. Rincez ensuite à l'eau claire et laissez sécher. Ensuite, veillez à ce que vos enfants se lavent bien les mains avant de les coller sur les murs…

Nuisibles du jardin (éliminer les)

1 cuil. à café de bicarbonate de soude • 4 cuil. à soupe d'huile d'olive • 50 cl d'eau

Si vous avez la chance de posséder un jardin d'agrément ou un jardin potager, vous savez que ceux que l'on désigne sous le terme peu élégant de « nuisibles » sont toujours à l'affût et ne laissent que peu de répit aux plantes… et au jardinier. Pour les combattre, il existe quantité de produits disponibles dans les commerces spécialisés. Malheureusement, à l'exception de ceux qui sont expressément certifiés biologiques, ces produits sont aussi dangereux pour les fameux nuisibles que toxiques pour les plantes. Il faut donc absolument les éviter. Mais les produits biologiques, s'ils sont efficaces et inoffensifs pour vos plantations, sont malheureusement souvent onéreux. Entre la toxicité et un budget élevé, il existe une troisième solution consistant à réaliser votre produit fait « maison ». Pour cela, versez un demi-litre d'eau dans un arrosoir et ajoutez-y une cuillerée à café de bicarbonate de soude et quatre cuillerées à soupe d'huile d'olive. Mélangez bien tous ces ingrédients et, en fonction des besoins, arrosez-en la terre autour des plantes atteintes par les nuisibles, ou vaporisez le mélange sur les feuillages.

Mes conseils en plus

Le bicarbonate de soude joue ici parfaitement son rôle de fongicide naturel.

Un conseil : même si vous éliminez une « vague » de nuisibles, d'autres reviendront plus tard. Réservez donc votre arrosoir exclusivement à cet usage.

Les nuisibles (vers gris, acariens, limaces, hannetons japonais…) sont comme les maladies des plantes : ils sont inévitables au jardin. Autre similitude : comme pour la lutte contre les maladies, il ne faut pas s'affoler si quelques nuisibles apparaissent. Une bonne identification de la cause réelle du problème ainsi que l'application d'un traitement naturel adéquat suffisent à régler la majorité des difficultés. L'astuce étant de s'attaquer aux véritables causes du problème et pas uniquement aux nuisibles qui ne sont jamais que le symptôme d'un autre problème sous-jacent. Si vous ne traitez que les nuisibles, c'est comme si vous preniez des antidouleurs sans résoudre la véritable cause de vos maux : vous les camouflez temporairement, en devant sans cesse augmenter les doses, mais vous ne guérissez rien. Il n'est cependant pas toujours évident d'identifier la cause réelle du problème qui a entraîné l'apparition des nuisibles. Mais une chose est sûre : plus vous vous promènerez dans votre jardin (jardin d'agrément, potager, verger…) et mieux vous connaîtrez vos plantes. Une promenade effectuée quotidiennement en début de matinée ou en fin d'après-midi permet bien souvent de découvrir les nuisibles qui se cachent des plus fortes chaleurs du milieu de journée.

Certaines conditions spécifiques favorisent l'apparition de nuisibles. Voici les cas de figure les plus classiques, avec les mesures préventives adéquates :
– un sol trop riche en matières organiques peut provoquer l'apparition des vers gris. Vous pouvez préventivement réduire les apports de matières organiques et passer le motoculteur afin d'accélérer la décomposition ;
– un sol sablonneux est susceptible d'entraîner l'apparition de nématodes (ou vers ronds). La meilleure prévention consiste à y installer des plantes très résistantes ;
– des débris de culture partiellement décomposés peuvent provoquer des attaques de noctuelles. Vous devez préventivement nettoyer et travailler le jardin dans le courant de l'automne, après les récoltes (pour le jardin potager) ;
– un temps sec et poussiéreux favorise l'apparition des acariens. Laver les feuilles des plantes à l'eau est une mesure préventive efficace ;
– un excès d'azote peut entraîner l'apparition de pucerons. Il suffit de réduire préventivement les apports d'engrais pour empêcher leur apparition.

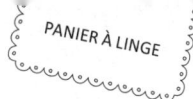
Par ailleurs, sachez aussi que les nuisibles les plus courants sont :

– *les pucerons* : rouges, verts, noirs ou transparents, ils sucent la sève des plantes et prolifèrent sur les plantes affaiblies. Pour lutter contre leur prolifération, certains insectes prédateurs sont efficaces et 100 % écologiques. Les coccinelles sont leurs pires ennemis ;

– *le doryphore* : ce scarabée à bandes jaunes et noires, qui fait moins de 1 cm de longueur, est célèbre pour les dégâts qu'il provoque dans les cultures de pommes de terre, d'aubergines ou de tomates. Une rotation des cultures est une mesure préventive efficace ;

– *les chenilles* : gourmandes, elles peuvent causer des vrais ravages. Pour les combattre, les insectes utiles sont vos meilleurs alliés ;

– *les vers gris* : ils éclosent au cours des nuits printanières et dévorent la base des jeunes pousses. Enfoncée dans la terre sur 2 à 3 cm de profondeur, une barrière entourant ces pousses est efficace, empêchant que les larves rampent et se nourrissent. En guise de barrière, les rouleaux vides de papier toilette sont très pratiques.

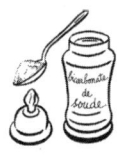

Panier à linge (désodoriser le)
bicarbonate de soude

Si vous prenez la précaution de déposer au fond de votre panier à linge une petite pochette de coton

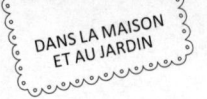

remplie de bicarbonate de soude, celui-ci ne dégagera jamais de mauvaises odeurs ; le bicarbonate les absorbant avec une remarquable efficacité. N'oubliez pas de remplacer le produit dès que vous constatez une baisse d'efficacité.

Panier du chien (nettoyer le)

1/2 verre de bicarbonate de soude • 1/2 verre de savon liquide • 5 l d'eau tiède

Remplissez un petit seau avec cinq litres d'eau tiède, puis mélangez-y un demi-verre de bicarbonate de soude et un demi-verre de savon liquide. Lavez ensuite le panier (en plastique, en osier...) de votre chien avec cette préparation, puis rincez-le à l'eau claire et séchez-le complètement. Le panier sera ainsi nettoyé et désodorisé, le bicarbonate de soude absorbant toutes les mauvaises odeurs.

Mes conseils en plus

Bien entendu, cette astuce est aussi valable pour le panier de votre chat ou de tout autre animal de compagnie. Si vous avez été quelque peu négligent et que le panier est vraiment très sale, n'hésitez surtout pas à augmenter les doses des différents composants, mais en respectant toujours les mêmes proportions.

Le choix judicieux d'un panier est important pour le chien. Car il s'agit non seulement de l'endroit où il passera toutes ses nuits, mais aussi celui où il se reposera en journée et où, en principe, il se sentira parfaitement à son aise. Si votre chien a des longs poils, un panier déhoussable s'impose d'emblée afin de pouvoir laver la housse régulièrement. La taille du panier est aussi essentielle et est fonction de celle de l'animal : le panier doit être assez grand pour qu'il s'y sente à l'aise, mais pas trop pour que cela reste douillet.

Parasites au jardin (combattre les)

1 cuil. à café de bicarbonate de soude • 4 cuil. à soupe d'huile d'olive • 50 cl d'eau

L'apparition de parasites dans le jardin d'agrément, le verger ou le potager sont l'un des pires cauchemars du jardinier. Certes, certains produits biologiques fort efficaces existent (ne mentionnons même pas les produits chimiques qui font parfois plus de tort aux plantes et à l'environnement qu'aux parasites), mais leur prix d'achat peut paraître assez dissuasif. Le mieux est de confectionner votre fongicide personnel en mélangeant, dans un arrosoir, un demi-litre d'eau, une cuillerée à café de bicarbonate de soude et quatre cuillerées à soupe d'huile d'olive. Mélangez bien, puis utilisez cette préparation pour arroser le sol autour des plantes ou pour traiter leur feuillage, par vaporisation.

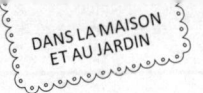

Mes conseils en plus

Il est préférable de réserver votre arrosoir à cet unique usage.

C'est probablement regrettable et surtout embêtant, mais c'est ainsi : tous les végétaux peuvent devenir la cible naturelle des parasites, dont les dégâts peuvent dans certains cas extrêmes être irréversibles. La règle générale veut que, pour limiter les dommages, vous devez inspecter régulièrement vos plantes. Aussi bien celles qui sont dans le jardin que les plantes d'intérieur. Spécialement au printemps (lorsque les nouvelles pousses apparaissent) et à la fin de l'été (quand de nombreux insectes arrivent à maturité).

Parmi les parasites les plus courants dans nos régions, il faut notamment mentionner :
– les altises : ces coléoptères sauteurs se regroupent parfois en grand nombre sur les plantes cultivées, qu'elles soient florales ou potagères. Les larves vivent sur les racines et les adultes criblent les feuilles de trous ;
– les cochenilles farineuses : après s'être fixées sur une plante, elles s'abritent sous une sorte d'enveloppe blanche et cotonneuse. Les dommages qu'elles provoquent sont similaires à ceux causés par les autres cochenilles ;
– les gastéropodes tels que les escargots ou les limaces : ils aiment apparaître par temps humide ou pluvieux, surtout au

printemps et en été. Ils peuvent dévorer des feuilles entières et laisser derrière eux des traînées de mucus sur et autour des plantes attaquées ;

– les mouches blanches : encore appelées aleurodes, elles s'installent sous les feuilles et s'envolent dès que vous remuez les tiges des plantes où elles sont installées. Les dommages qu'elles causent rappellent les ravages causés par les pucerons. Un indice de leur présence : la fumagine qui est une sorte de dépôt noirâtre.

Pare-brise (nettoyer un)
1/2 verre de bicarbonate de soude • 1 l d'eau chaude

Un ancien slogan affirmait il y a quelques années qu'« au volant, la vue c'est la vie ». Suivant cet excellent principe, vous nettoyez régulièrement votre pare-brise. La prochaine fois, utilisez une eau bicarbonatée, composée d'un litre d'eau chaude et d'un demi-verre de bicarbonate de soude. Lavez votre pare-brise avec cette préparation, puis rincez-le à l'eau claire et séchez-le.

Mes conseils en plus

Cette astuce est aussi valable pour les optiques des phares et des feux arrière, par exemple.

153

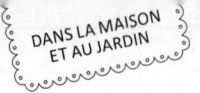

Piscine (entretien courant de la)

bicarbonate de soude

Comme chaque année pendant ce que l'on appellera la « mauvaise saison », vous n'utilisez bien entendu pas votre piscine. Et dès les premiers beaux jours, vous n'avez qu'une seule envie : plonger dedans et faire quelques longueurs aussi délassantes que rafraîchissantes.

Un petit bémol, toutefois : en la débâchant, vous vous apercevez qu'il s'est créé une longue ligne noire à hauteur de la ligne de flottaison. Pour la faire disparaître, les magasins spécialisés commercialisent, bien entendu, certains produits chimiques réputés miraculeux. Outre le fait que tous les produits spécifiques à la piscine sont souvent très onéreux, ils présentent un autre problème de taille : ces produits sont tellement agressifs et dangereux qu'il vous est interdit de profiter de votre piscine pendant douze à vingt-quatre heures après les avoir utilisés.

À défaut, vous y laisseriez votre peau, dans le sens propre du terme. Beaucoup plus sain, le bicarbonate de soude a le même effet que ces produits chimiques, la toxicité en moins...

Comment faire ? Enfilez votre plus beau maillot et plongez résolument dans votre piscine. Saupoudrez une éponge de bicarbonate de soude et passez-la sur la trace noirâtre, en veillant à la « recharger » régulièrement de produit.

Mes conseils en plus

Sans danger pour la peinture ou les parois de votre piscine (bâche, ciment, coque…), le bicarbonate de soude est aussi sans le moindre danger pour vous. Contrairement à ce qui se passe si vous utilisez des produits chimiques, vous pouvez profiter immédiatement de votre piscine.

En outre, le bicarbonate de soude a aussi une action régulatrice du taux de pH de l'eau : il l'augmente si l'eau de votre piscine est trop acide et il le diminue si elle est trop basique. Après avoir testé ce fameux pH (des petits kits, très simples d'utilisation, sont vendus dans les commerces spécialisés), il vous suffit de verser une généreuse tasse de bicarbonate de soude dans la piscine et de laisser agir le produit pendant une nuit. Mesurez une nouvelle fois le pH et, éventuellement, ajoutez encore un peu de bicarbonate. La quantité exacte de produit dépend non seulement du volume d'eau, mais aussi du taux de pH et de l'importance de la régulation.

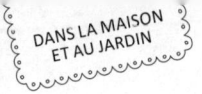

Porcelaine (faire disparaître les taches de la)

bicarbonate de soude • eau

Vous venez d'utiliser votre superbe service à café en porcelaine et le moment est venu de le laver. Pour faire disparaître les traces de café ou de thé, imprégnez une éponge d'eau, sans excès, puis saupoudrez-la de bicarbonate de soude. Passez cette éponge sur vos objets en porcelaine, puis rincez-les à l'eau froide et séchez-les. Toutes les traces, même tenaces, auront disparu.

Mes conseils en plus

Sans danger pour la porcelaine ou les motifs qui la décorent, le bicarbonate de soude ne développera aucune saveur ni aucune odeur dans vos tasses, cafetières, théières… Vous pouvez donc l'utiliser en toute quiétude.

La porcelaine est une céramique fine et translucide produite à partir du kaolin et obtenue par cuisson à plus de mille deux cents degrés. Elle doit son nom à l'italien « porcellana » car ce sont bel et bien les navigateurs italiens qui la ramenèrent de la lointaine Chine dans le courant du XVe siècle. Au moment où les Européens la découvraient, il y a bien longtemps que les Chinois étaient passés maîtres dans l'art de la porcelaine : ce serait, en effet, sous la dynastie

des Han (entre 25 et 220 de notre ère) que seraient apparues les premières véritables porcelaines dignes de ce nom.
Les premières tentatives européennes pour reproduire les
porcelaines chinoises datent du xviie siècle, à une époque
où leur composition était encore mal comprise et où les
principaux constituants étaient difficiles à trouver dans
nos régions. Elles aboutirent à ce que l'on appelle la « porcelaine tendre » qui est encore parfaitement illustrée par
les plus belles porcelaines anglaises notamment. Pour sa
part, celle que l'on surnomme la « porcelaine dure » est
apparue après l'an 1700. Les porcelaines de Limoges et de
Sèvres, qui jouissent toujours d'une belle notoriété, en sont
des exemples parfaits.

Porte (traces de doigts sur une)
bicarbonate de soude • eau

Si vous constatez que des petites mains ont laissé
de vilaines traces sur vos portes, imbibez tout de
suite une éponge d'eau et saupoudrez-la de bicarbonate de
soude. Passez-la sur la surface à traiter et les taches à faire
disparaître, puis rincez à l'eau claire et séchez. Disparues, les
traces !

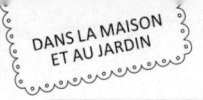
Mes conseils en plus

~~~~~~

À condition de ne pas appuyer anormalement fort sur l'éponge, le bicarbonate de soude est sans danger pour vos portes (intérieures ou extérieures) et la peinture qui les recouvre éventuellement. Le produit ne raye pas et ne griffe pas.

Poubelle (éliminer les odeurs de)
1 verre de bicarbonate de soude

L'astuce suivante fait appel à l'extraordinaire pouvoir absorbant du bicarbonate de soude, capable d'« avaler » les odeurs les plus tenaces. Pour que vos poubelles ne sentent jamais... la poubelle, justement, mettez un grand sac plastique dans votre poubelle en métal ou en plastique et saupoudrez le fond de bicarbonate. Prévoyez l'équivalent d'un grand verre.

Mes conseils en plus

~~~~~~

Le nom commun « poubelle » vient du nom propre « Poubelle ». Et plus précisément d'Eugène René Poubelle qui, après plusieurs années passées dans la diplomatie,

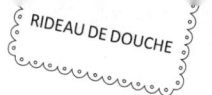
devint préfet de la Seine. C'est lui qui, dès 1884, imposa aux propriétaires de logements parisiens de mettre à la disposition de leurs locataires des récipients de bonne taille destinés à recevoir les ordures ménagères. Grâce à Poubelle, les poubelles étaient nées !

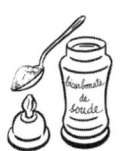

Produit nettoyant universel (fait « maison »)

1/4 de verre de bicarbonate de soude • 1/2 verre d'alcool • 2 l d'eau chaude

Versez deux litres d'eau chaude dans un récipient, puis ajoutez-y un quart de verre de bicarbonate de soude et un demi-verre d'alcool. Mélangez bien tous ces ingrédients. Vous venez de confectionner un très efficace produit nettoyant universel, « bon à tout faire » dans la maison. Et tout cela pour un prix dérisoire ! Qui dit mieux ?

Rideau de douche (nettoyer un)

bicarbonate de soude • eau

Pour nettoyer soigneusement un rideau de douche, il vous suffit d'imprégner une éponge d'eau chaude, sans excès, puis de la saupoudrer de bicarbonate de soude. Utilisez-la ensuite pour nettoyer le rideau de douche préala-

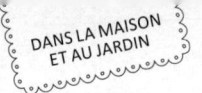

blement décroché et étalé. Rincez-le ensuite à l'eau claire et remettez-le en place, déplié, pour le laisser sécher.

Mes conseils en plus

Grâce au bicarbonate de soude, votre rideau de douche sera parfaitement nettoyé, mais aussi débarrassé de toutes les éventuelles traces de moisissure.

Rouille (éliminer les traces de)

bicarbonate de soude • 1 pomme de terre

C'est vraiment très étonnant et pourtant cela fonctionne fort bien ! Coupez une pomme de terre en deux et enduisez l'une des faces coupées de bicarbonate de soude. Utilisez-la pour frotter les surfaces à traiter. La rouille disparaîtra ainsi sans trop d'efforts, mais aussi sans avoir recours aux produits antirouille industriels.

Sac de couchage (désodoriser un)

bicarbonate de soude

C'est la fin de l'été. Et donc le moment de remiser votre sac de couchage au fond d'un placard. Avant de le stocker, glissez dans sa housse une petite pochette de coton remplie de bicarbonate de soude. Celui-ci va absorber toutes les éventuelles mauvaises odeurs et, dès le printemps prochain, vous retrouverez un sac de couchage parfait pour de magnifiques nuits de camping.

Mes conseils en plus

Température de confort (jusqu'à cette température, la personne se sent bien à l'aise, en bon équilibre thermique), poids (les sacs de couchage en duvet d'oie ou de canard présentent le meilleur rapport poids/température), garnissage naturel ou synthétique (le sac de couchage en duvet est plus léger, plus compressible, plus respirant et plus isolant qu'un sac synthétique), volume compressé, format sarcophage (qui épouse bien la silhouette et permet une très bonne protection) ou couverture (plus confortable car plus large au niveau des pieds), présence d'un système de fermeture pour le haut du corps… sont quelques-uns des principaux critères qui doivent entrer en ligne de compte au moment de choisir un sac de couchage.

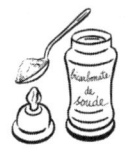

Sac de sport (désodoriser un)
bicarbonate de soude

Vous faites du sport et on ne peut que vous en féliciter. À la fin de chaque séance, vous glissez bien

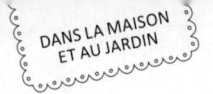

entendu vos chaussures, vos shorts et maillots, vos chaussettes... largement imprégnés de transpiration dans votre sac de sport. Il ne faut donc pas vous étonner qu'au bout d'un certain temps une odeur peu agréable se dégage de celui-ci. Presque de quoi vous faire renoncer à retourner à la salle ou au terrain... Pour éviter cet inconvénient, débarrassez systématiquement votre sac de sport de toutes les affaires sales qui y sont empilées et saupoudrez-en le fond de bicarbonate de soude. Laissez le produit en place jusqu'à votre prochain match. Avant de remettre une tenue de sport propre dans le sac, débarrassez-le de l'excédent de produit en le secouant ou en aspirant l'intérieur.

Serviettes-éponges (désodoriser des)

1/2 verre de bicarbonate de soude

Si vous voulez débarrasser vos serviettes-éponges d'éventuelles odeurs indésirables (transpiration...), il vous suffit, tout simplement, d'ajouter un demi-verre de bicarbonate de soude à votre produit de lessive habituel (et de préférence de qualité biologique, bien sûr) et de faire votre lessive comme d'habitude. Le bicarbonate se chargera d'absorber toutes les mauvaises odeurs.

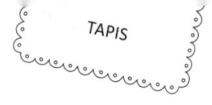

Siphon (désodoriser un)

1/2 verre de bicarbonate de soude • eau chaude

Salle de bains, cuisine, toilettes… Ce ne sont pas les siphons qui manquent dans une maison. Et il arrive que certains d'entre eux commencent à répandre une odeur qui n'a strictement rien à voir avec un agréable parfum musqué… Si de telles odeurs apparaissent, versez immédiatement un demi-verre de bicarbonate de soude, puis faites couler de l'eau chaude. Laissez agir pendant une vingtaine de minutes environ, puis faites couler de l'eau tiède. Les mauvaises odeurs devraient avoir disparu. Si ce n'est pas le cas, n'hésitez pas à répéter cette opération sans danger pour votre santé et vos tuyauteries.

Tapis (détacher un)

bicarbonate de soude • eau

Malheur ! Quelqu'un vient de faire une tache sur votre tapis préféré. C'est une catastrophe ! Sauf si vous vous fiez une nouvelle fois aux vertus du bicarbonate de soude. Saupoudrez-en sur la partie du tapis à traiter, puis frottez la tache à l'aide d'une éponge imprégnée d'eau, sans excès. Laissez sécher et passez l'aspirateur pour éliminer l'excédent de bicarbonate.

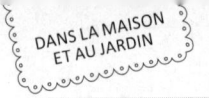
Mes conseils en plus

✿❀✿❀✿

Une réaction rapide est garante d'un meilleur résultat.

Il semblerait que les origines du tapis coïncident avec celles des vêtements. Les plus anciens datent du ve siècle avant notre ère et sont originaires des steppes d'Iran ou de Chine. Aujourd'hui, les plus réputés restent ceux dits « d'Orient ». Ils proviennent surtout d'Iran (pour les magnifiques tapis persans), mais aussi de Turquie, du Caucase, d'Inde et du Pakistan pour les plus beaux d'entre eux.

Tapis (préserver les couleurs d'un)

bicarbonate de soude

S'il vous semble que les couleurs de votre tapis préféré commencent à pâlir, voici une petite astuce toute simple qui vous permettra de les raviver. Commencez par passer l'aspirateur sur le tapis, puis saupoudrez généreusement celui-ci de bicarbonate de soude. Laissez agir le produit pendant environ deux heures, puis passez une nouvelle fois l'aspirateur afin d'éliminer l'excédent de produit. Non seulement les couleurs seront quelque peu ravivées, mais votre tapis sera parfaitement désodorisé par la même occasion.

Mes conseils en plus

❦

Une remarque, toutefois : cette astuce, si elle est efficace, ne fera cependant pas des miracles. Si votre tapis a été trop longtemps laissé sans entretien et si les couleurs sont vraiment fort ternies, l'effet du bicarbonate sera forcément limité.

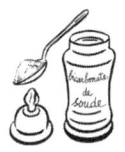

Tapis de douche (nettoyer un)
bicarbonate de soude

Pour assurer facilement l'entretien régulier de votre tapis de douche, saupoudrez-le généreusement de bicarbonate de soude et laissez agir le produit pendant au moins trente minutes. Ensuite, frottez énergiquement le tapis à l'aide d'une éponge imprégnée d'eau, sans excès, puis rincez abondamment à l'eau claire. Votre tapis de douche sera ainsi parfaitement nettoyé et débarrassé de toutes les éventuelles traces de moisissure.

Tente (désodoriser une)
bicarbonate de soude

Comme vous êtes un accro du camping, vous avez bien entendu à cœur de stocker votre tente dans

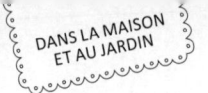
les meilleures conditions pendant la mauvaise saison. Pour encore mieux en profiter l'été suivant…, profitez de l'hiver pour la désodoriser complètement. Glissez dans sa housse une petite pochette en coton remplie de bicarbonate de soude. Celui-ci va absorber toutes les éventuelles mauvaises odeurs. Vous retrouverez ainsi une tente d'une agréable fraîcheur, sans odeur parasite.

Vélo (nettoyer un)

1/2 verre de bicarbonate de soude • 1/2 verre de jus de citron jaune fraîchement pressé • 5 l d'eau chaude

Que vous restiez sur les routes bitumées ou que vous soyez un fan du vélo tout-terrain, peu importe : de toute manière, un vélo finit par être couvert de poussière ou de boue. Pour le nettoyer avec une réelle efficacité, mais sans trop vous fatiguer non plus (ce qui est tout de même un avantage !), remplissez un petit seau d'eau chaude, puis versez-y un demi-verre de bicarbonate de soude et la même quantité de jus de citron. Mélangez bien et utilisez la solution ainsi obtenue pour nettoyer efficacement votre vélo, sans risque pour la peau de vos mains ou pour l'environnement.

Mes conseils en plus

Bien entendu, ce petit « truc » est également valable pour votre moto ou votre cyclomoteur.

WC (nettoyer la cuvette du)
2 cuil. à soupe de bicarbonate de soude • 1/2 verre de vinaigre blanc

C'est vrai : nettoyer la cuvette d'un WC est tout sauf une tâche agréable. Raison de plus pour la réaliser le plus efficacement et le plus vite possible. Histoire d'en être rapidement débarrassé et d'avoir un petit coin tout propre… Pour cela, versez dans la cuvette deux cuillerées à soupe de bicarbonate de soude et un demi-verre de vinaigre blanc. Frottez la cuvette avec la brosse prévue à cet usage, puis actionnez la chasse d'eau.

Mes conseils en plus

Cette astuce est totalement inoffensive pour vos canalisations et, éventuellement, pour votre fosse septique tout en étant d'une réelle efficacité.

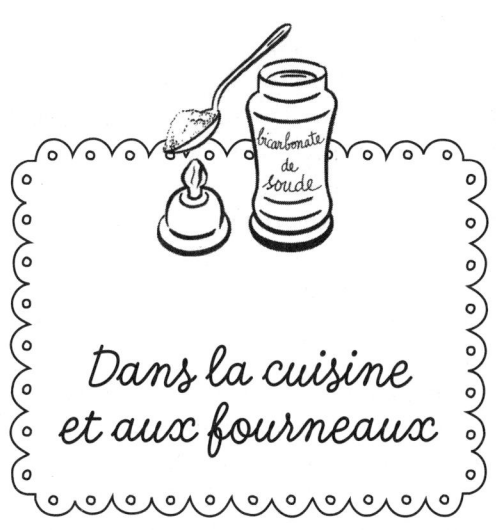

Dans la cuisine
et aux fourneaux

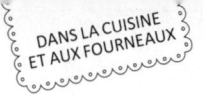
Appareil à croque-monsieur (nettoyer un)

bicarbonate de soude • eau

Rares sont ceux d'entre nous qui n'apprécient pas de temps à autre un bon croque-monsieur. Quelques oignons et cornichons piquants, voire une petite salade de chou blanc en accompagnement, et voici un repas tout simple, rapide et économique, à déguster sur le pouce ou entre copains. Seul problème : après avoir mangé, il faut nettoyer l'appareil à croque-monsieur. Pour que ce travail ne devienne pas une désagréable corvée, il faut se tourner, encore une fois, vers le bicarbonate de soude. Quand l'appareil est complètement refroidi et débranché, il vous suffit d'humidifier légèrement ses plaques, puis de les saupoudrer de bicarbonate de soude. Frottez-les ensuite à l'aide d'une petite brosse (une brosse à dents est très pratique pour cela), passez une petite éponge humide pour rincer, puis séchez bien à fond.

Mes conseils en plus

La véritable recette d'origine du croque-monsieur ne fait pas appel à un appareil électroménager spécial. Et pour cause ! Elle date de 1910. C'est en effet cette année-là que le tout premier croque-monsieur de l'Histoire fut servi dans un café du boulevard des Capucines, à Paris. C'est d'ailleurs resté une préparation classique de la cuisine de

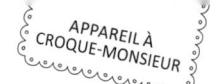
café, à grignoter à une table ou sur un coin de bar, sur le pouce. Pour les plus gourmands, voici la recette du « vrai » croque-monsieur, conçue pour quatre personnes… Beurrez huit tranches de pain de mie, assez épaisses, sur une seule face. Détaillez 120 grammes de gruyère en fines lamelles bien régulières. Répartissez-les ensuite sur la moitié des tranches de pain beurrées, puis déposez par-dessus une demi-tranche de jambon de Paris. Recouvrez le tout d'une autre tranche de pain, face beurrée posée sur la tranche de jambon. Faites fondre une noisette de beurre dans une poêle et posez-y deux croque-monsieur. Faites-les dorer sur une face, puis retournez-les et faites-les doucement dorer sur la seconde face, en ajoutant un petit peu de beurre dans la poêle. En fin de cuisson, les croques doivent être dorés et bien croustillants, mais surtout pas brûlés. Retirez-les de la poêle et réservez-les au chaud le temps de faire cuire les deux derniers croque-monsieur de la même manière. Servez aussitôt, bien chaud.

Une autre manière de les préparer suggère de les faire griller dans le four, en les retournant à mi-cuisson, et de napper l'une des faces de chaque croque de sauce Béchamel généreusement fromagée.

Fantaisie et gourmandise aidant, les variantes sont désormais extrêmement nombreuses. On évoque ainsi le croque « à cheval » (on ajoute alors un œuf sur le plat sur chaque croque), le croque « hawaïen » (une tranche d'ananas est

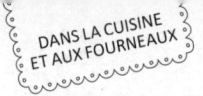
*glissée à l'intérieur du croque, avec le jambon et le fromage),
le croque « auvergnat » (un délicieux bleu d'Auvergne rem-
place alors le classique gruyère), le « croque-madame »
(une ou deux tranches de tomate complètent la garniture
de jambon et de fromage)…*

Bac à légumes (désodoriser un)
bicarbonate de soude

Pour qu'aucune odeur ne se répande dans le bac
à légumes de votre réfrigérateur, il vous suffit de
saupoudrer du bicarbonate de soude dans le fond du bac, puis
de recouvrir le produit à l'aide d'une ou deux feuilles (en fonction de la taille du bac) de papier absorbant. Disposez ensuite
vos fruits et légumes sur le papier absorbant, comme vous le
faites habituellement (les fruits et légumes les plus délicats
au-dessus des plus résistants).

Mes conseils en plus

*N'oubliez pas de changer le bicarbonate de soude réguliè-
rement, pour une efficacité maximale. Un renouvellement
bimestriel semble être parfaitement indiqué.*

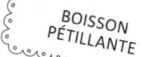

On peut dire que la conservation des fruits et légumes frais est optimale dans le bac à légumes du réfrigérateur, et ce pour une durée moyenne de trois à quatre jours généralement. Passé ce délai, la teneur en vitamines et en sels minéraux de vos différents produits maraîchers chute rapidement. Il existe cependant quelques exceptions. Ainsi, par exemple, les tomates qui supportent mal le froid et perdent instantanément une bonne part de leur délicieuse saveur. Ou les concombres qui flétrissent beaucoup plus vite lorsqu'ils sont stockés dans le réfrigérateur. De leur côté, l'oignon et la pomme de terre ne supportent pas non plus un passage dans le réfrigérateur. Si vous achetez des fruits et légumes préemballés – tout en sachant que cela vous empêche d'acheter la quantité ou le poids dont vous avez réellement besoin et que les produits préemballés sont toujours beaucoup plus chers que ceux qui sont vendus en vrac –, il faut impérativement les débarrasser de leur enveloppe en Cellophane ou en plastique qui entrave leur bonne conservation.

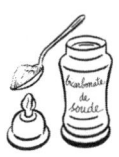

Boisson pétillante (confectionner une)

1/2 cuil. à café de bicarbonate de soude

Si vous aimez les fruits frais, il est probable que vous aimiez aussi les jus de fruits. Les oranges, les pamplemousses, les bananes... vous permettent de réaliser de superbes boissons

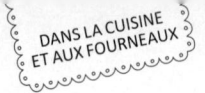
naturelles et rafraîchissantes. Étonnant : vous pouvez aisé-
ment transformer vos jus de fruits classiques en de savou-
reuses boissons naturelles et pétillantes. Il suffit de verser
dans chaque verre de jus de fruits une demi-cuillerée à café
de bicarbonate de soude, puis de bien mélanger. Voilà qui va
certainement en surprendre plus d'un !

Mes conseils en plus

*Le bicarbonate de soude ne donnera aucun goût ou parfum
supplémentaire à votre boisson. Mais il la rendra pétillante
et plus digeste.*

Cafetière électrique (nettoyer une)
bicarbonate de soude • eau chaude

Comme vous appréciez l'arôme d'un bon café,
vous ne nettoyez bien entendu jamais l'intérieur
de votre cafetière avec un détergent ou un savon industriel,
surtout parfumé. Ce serait l'idéal pour imprégner votre café
de saveurs et d'odeurs parasites et, donc, pour rendre vos
prochaines tasses de café imbuvables. Le plus efficace et le
plus sain est de saupoudrer du bicarbonate de soude sur un
chiffon propre, puis d'utiliser celui-ci pour nettoyer l'intérieur
de l'appareil.

Mes conseils en plus

Non toxique, le bicarbonate de soude ne dénaturera pas le goût ou le parfum de vos prochaines tasses de café.

Casserole (détacher une)
bicarbonate de soude • eau chaude

Si, en cuisinant, vous avez laissé brûler une préparation et que celle-ci a attaché au fond d'une casserole, ne vous désespérez pas. Un peu de bicarbonate de soude et un fond d'eau chaude répareront bien des malheurs. Laissez agir ce mélange pendant une bonne demi-heure, puis videz la casserole et rincez-la à l'eau claire. Le résidu devrait partir sans difficulté.

Mes conseils en plus

Le bicarbonate de soude ne laissera aucun goût ni aucune odeur au fond de votre casserole. Le temps d'action du mélange bicarbonate et eau dépend étroitement de l'ampleur des dégâts. Éventuellement, vous pouvez répéter l'opération. Attention : cette astuce n'est pas valable pour les casseroles et autres récipients en aluminium.

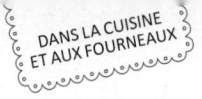

Compotes (éliminer l'acidité des)

1 pincée de bicarbonate de soude

Rien ne vaut une délicieuse compote de fruits faite « maison » ! Surtout si vous avez la grande chance de posséder un petit verger et de pouvoir y cueillir vos fruits non traités. Cependant, leur acidité naturelle peut parfois freiner les envies des plus gourmands. Pour éviter ce problème, très courant avec nombre de fruits par ailleurs excellents, il suffit d'ajouter un peu de bicarbonate de soude à la préparation, pendant sa cuisson. Comptez une pincée de bicarbonate par litre de compote.

Mes conseils en plus

Deux conseils de « pro » qui vous seront certainement utiles un jour ou l'autre…

Si vous voulez accentuer la saveur d'une compote de fruits à noyaux, concassez grossièrement les noyaux, puis enfermez-les dans une mousseline incorporée à la préparation en milieu de cuisson.

Et si vous avez fait trop de compote, n'hésitez pas à en profiter ! Mixez la compote en trop, puis passez-la au travers d'un chinois. Faites-la ensuite cuire sur un feu doux avec la moitié de son poids en sucre, de manière à obtenir une pâte bien épaisse. Versez ensuite celle-ci dans un plat, sur quatre centimètres d'épaisseur, et laissez refroidir à température ambiante pendant une journée complète. Débitez alors la pâte ainsi obtenue selon la forme de votre choix (carrés, rectangles, losanges…). Roulez les morceaux dans le sucre et…faites goûter à tous vos amis votre délicieuse pâte de fruits faite « maison ». Un vrai régal!

Confitures « maison » (éliminer l'acidité des)

1 pincée de bicarbonate de soude

L'acidité naturelle de certaines confitures de fruits frais peut parfois freiner les envies des plus gourmands d'entre nous. Pour éviter ce problème, très courant avec nombre de fruits par ailleurs excellents, il suffit d'ajouter un peu de bicarbonate de soude à la préparation, pendant sa cuisson. Comptez une pincée de bicarbonate par litre de confiture.

Mes conseils en plus

Quelques précieux conseils supplémentaires…

Le choix des fruits est d'une importance capitale lorsque vous faites des confitures. Ils ne doivent pas être trop verts

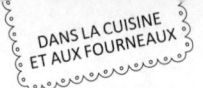
*(car ils manquent alors de goût), mais ils ne doivent pas
être trop mûrs non plus (car ils ne contiennent plus assez
de pectine).*

*Si vous réalisez des confitures à base de fruits aussi fragiles
que des fraises ou des framboises, ne travaillez jamais en
grande quantité car votre préparation finale ressemblerait
plus à une sorte de purée de fruits, voire à une grossière
marmelade, qu'à une superbe confiture.*

*Sachez aussi que tous les fruits ne prennent pas de la même
manière. Ainsi, par exemple, le cassis, la groseille, la pomme
et la prune de Damas prennent très bien. À l'opposé, la
mûre, la fraise, la rhubarbe, la cerise et la poire prennent
beaucoup plus difficilement. Entre les deux, on trouve l'abri-
cot et la reine-claude.*

*Enfin, n'hésitez jamais à jouer la carte des mélanges de
fruits. Les cerises s'harmonisent merveilleusement bien avec
le jus de groseilles ; les noix s'accordent parfaitement avec
les figues ; les oranges, les citrons et les pamplemousses
jouent la carte de l'accord parfait ; les mûres s'entendent
avec les pommes et les poires se trouvent en bonne compagnie avec les prunes.*

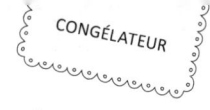
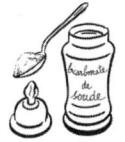

Congélateur (désodoriser un)

100 g de bicarbonate de soude

d

Rien de plus simple que désodoriser votre congélateur ! Il vous suffit de remplir un petit bol avec environ cent grammes de bicarbonate de soude et de positionner celui-ci, non couvert et non fermé, dans le congélateur. Laissez agir le produit et, dès que toutes les odeurs indésirables ont été éliminées, retirez le petit récipient du « congélo » et jetez le bicarbonate.

Mes conseils en plus

La quantité exacte de bicarbonate de soude dépend non seulement de la taille de votre congélateur, mais également de la ténacité des odeurs à éliminer.

Lorsque vous remplissez votre congélateur, faites-le de manière organisée et logique. Cela vous fera gagner du temps, mais aussi de l'énergie puisque vous trouverez les paquets dont vous avez besoin beaucoup plus rapidement et que la porte (ou le couvercle) restera ouverte moins long-temps. Accessoirement, cela vous évitera peut-être quelques énervements… Si vous possédez un congélateur de type coffre, ajoutez quelques paniers de rangement suspendus : bien rangés, les aliments y sont faciles à trouver. Pour les

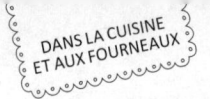
congélateurs verticaux, songez à étiqueter soigneusement les tiroirs : fruits, viandes, poissons, plats préparés… Dans un cas comme dans l'autre, remplissez l'appareil au maximum, ce qui vous fera économiser de l'énergie. Et si vous n'avez pas assez de produits pour le remplir complètement, comblez les vides éventuels avec du papier journal froissé.

Évier (désodoriser sous l')
bicarbonate de soude

Si certaines odeurs sortent de dessous un évier, le remède est assez simple : il vous suffit de disposer sous l'évier un petit récipient ouvert rempli de bicarbonate de soude. Laissez tranquillement agir le produit qui va absorber les odeurs désagréables.

Mes conseils en plus

Pour éviter ce problème sur le long terme, il vous suffit de remplacer systématiquement le bicarbonate de soude dès que vous constatez une baisse de son efficacité et une réapparition des odeurs.

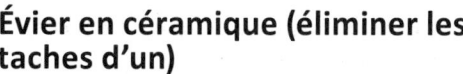

Évier en céramique (éliminer les taches d'un)

1 cuil. à soupe de bicarbonate de soude • eau

Souvent, les éviers de cuisine en céramique sont du plus bel effet. Sauf s'ils sont couverts de taches, bien entendu. Pour faire disparaître celles-ci sans y consacrer trop de temps ou d'efforts, songez au bicarbonate de soude. Humidifiez un chiffon et saupoudrez-le de bicarbonate de soude, à raison d'environ une cuillerée à soupe. Frottez ensuite les taches à éliminer avec ce chiffon, en répétant l'opération si nécessaire. Rincez ensuite à l'eau claire et séchez.

Mes conseils en plus

Bien sûr, le bicarbonate de soude est un produit qui a l'avantage de ne pas rayer ou griffer les surfaces. Ce n'est tout de même pas une raison pour appuyer anormalement fort sur le chiffon que vous passez sur votre évier en céramique… Si les taches sont anciennes et fort incrustées, le mieux est de verser du bicarbonate directement dessus et de laisser le produit agir pendant deux ou trois heures. Frottez ensuite à l'aide d'une éponge humide, puis rincez et séchez.

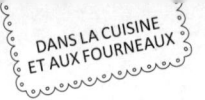
Feu de cuisine (maîtriser un)
bicarbonate de soude

Si, par accident, un petit feu se déclare dans votre cuisine, jetez immédiatement dessus quelques poignées de bicarbonate de soude ; cela devrait le maîtriser et l'éteindre.

Mes conseils en plus

Attention : cette astuce n'est valable que pour des feux de petite envergure. Si le problème est plus important, n'hésitez pas à contacter les pompiers. Outre un paquet de bicarbonate de soude, il est aussi toujours bon d'avoir sous la main une couverture pare-flammes.

Filtre de hotte (nettoyer un)
bicarbonate de soude • eau chaude

Nettoyer le filtre de votre hotte de cuisine est une tâche dont vous vous passeriez bien. Pourtant, de sa propreté dépend étroitement le bon fonctionnement de la hotte. Et comme vous n'appréciez guère de voir flotter une puissante et tenace odeur de chou ou de graillon dans toute votre habitation…, détachez-le de la hotte, saupoudrez-le de bicarbonate de soude, puis faites-le tremper pendant un bon

182

moment dans un évier rempli d'eau chaude. Tous les résidus graisseux vont se détacher du filtre et être absorbés par le produit, qui absorbera en même temps toutes les odeurs. Rincez-le à l'eau claire et laissez-le sécher avant de le repositionner. Votre filtre sera ainsi nettoyé et désodorisé d'un coup d'un seul.

Four (décaper un)

3 doses de bicarbonate de soude • 1 dose d'eau tiède

Certes, vous aimez faire la cuisine. Et tout le monde se régale en savourant vos délicieux petits plats. Mais quand vient le moment de décaper le four, tous les gourmands ont subitement disparu, appelés par des tâches forcément urgentes et importantes. Bref, la corvée est pour vous ! Si vous avez la télévision, vous n'avez pas pu échapper aux spots publicitaires vantant des produits prétendus miraculeux, qui font tout le travail à votre place. Curieusement, ces mêmes messages publicitaires font prudemment l'impasse sur l'extrême toxicité avérée de tous ces produits, sur leur dangerosité pour la santé humaine et… pour le revêtement de votre appareil. Ils n'insistent pas trop non plus sur le coût prohibitif des produits. Plutôt que de faire la fortune des multinationales qui les commercialisent, vous préférez avec raison et bon sens privilégier des produits faits « maison » dont l'innocuité et l'efficacité sont réelles et dont le coût n'écornera pas votre budget. Dans un bol, mélangez trois doses de bicarbonate de soude et une dose d'eau tiède, jusqu'à obtention d'une pâte.

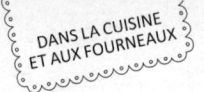

Étalez-la sur toutes les surfaces intérieures de votre four et laissez-la agir pendant plusieurs heures, voire toute une nuit. Ensuite, rincez soigneusement votre four à l'eau tiède de manière à en éliminer la graisse et la solution bicarbonatée, puis séchez-le bien à fond.

Four (nettoyer la porte en verre du)

bicarbonate de soude

Si la porte vitrée de votre four est fort encrassée, saupoudrez-la de bicarbonate de soude et recouvrez-la de feuilles d'essuie-tout humidifiées. Laissez tranquillement agir pendant au moins une demi-heure, puis enlevez les feuilles de papier, rincez avec une éponge humide et séchez.

Four à micro-ondes (nettoyer l'intérieur d'un)

bicarbonate de soude • eau

Pour nettoyer toutes les surfaces intérieures de votre four à micro-ondes, faites confiance au bicarbonate de soude. Saupoudrez du bicarbonate de soude sur une éponge légèrement mouillée, puis passez-la à l'intérieur de l'appareil. Rincez ensuite à l'eau claire et séchez bien à fond.

Mes conseils en plus

Comme le bicarbonate de soude est un produit qui ne raye pas et qui ne griffe pas, vous pouvez l'utiliser en toute confiance, à condition toutefois de ne pas appuyer de manière anormale quand vous passez l'éponge dans votre appareil. En outre, le bicarbonate étant totalement inoffensif, vos prochains aliments ne craignent rien, eux non plus.

Fruits (laver des)
1 cuil. à soupe de bicarbonate de soude • 1 bol d'eau froide

Versez de l'eau froide dans un bol et diluez-y une généreuse cuillerée à soupe de bicarbonate de soude. Trempez-y ensuite tous vos fruits qui seront ainsi bien nettoyés et prêts à être savourés.

Mes conseils en plus

Il est, bien sûr, toujours recommandé de privilégier les fruits de qualité biologique certifiée, non traités par les produits chimiques utilisés à outrance par les agricultures conventionnelle et raisonnée. Pour ces fruits traités, même le bicarbonate de soude ne peut rien faire : les doses de produits chimiques sont tellement fortes que non seulement les peaux, écorces… des fruits sont tout à fait impropres à la consommation, sous quelque forme que ce soit, mais les chairs, pulpes… sont également atteintes. Et ne sont donc pas meilleures pour la santé que les peaux ou écorces…

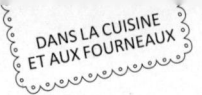

Gâteau au chocolat (réussir un)
1 cuil. à soupe de bicarbonate de soude

Pour que votre gâteau au chocolat fait « maison » soit encore plus délicieux que d'habitude, incorporez une cuillerée à soupe de bicarbonate de soude à la farine, avant d'y mélanger les autres ingrédients. De cette manière, la texture de votre préparation sera encore plus riche et la saveur chocolatée encore plus marquée.

Gâteau aux fruits (préparer plus facilement un)
1 pincée de bicarbonate de soude

Lorsque vous préparez un gâteau aux fruits qui sera bien sûr apprécié par tous les gourmands, n'oubliez pas d'ajouter une pincée de bicarbonate de soude aux fruits. Mélangez intimement. Le bicarbonate va neutraliser une bonne part de l'acidité de certains fruits (les framboises, par exemple), mais il

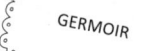

vous permettra en outre de réduire sensiblement votre apport en sucre. C'est donc tout bénéfice !

Germoir (nettoyer et désinfecter un)
bicarbonate de soude • eau

De plus en plus de personnes sont attirées par les préparations gourmandes réalisées à base de graines germées. Et, parmi elles, nombreuses sont celles qui ont à cœur de faire pousser les graines germées chez elles, dans un germoir en plastique ou, encore mieux, en céramique, en terre ou en argile vernissée ou non. Pour le nettoyer et le désinfecter complètement, le mieux est de saupoudrer du bicarbonate de soude sur toutes les faces, intérieures et extérieures, du germoir, puis de frotter celles-ci à l'aide d'une éponge imprégnée d'eau mais sans excès. Rincez à l'eau claire et séchez soigneusement.

Mes conseils en plus

Comme leur nom l'indique très clairement, les graines germées sont des graines que l'on fait germer, la plupart du temps hors sol, généralement à des fins alimentaires. Il existe aujourd'hui des méthodes faciles, fiables et économiques pour faire pousser chez soi ces fameuses graines germées au pouvoir nutritionnel étonnant. Il faut cependant savoir que toutes les graines germées ne sont pas comestibles. C'est notamment le cas des graines de plantes qui ont des feuilles toxiques, des graines de rhubarbe et des graines de solanacées (les aubergines, les tomates…). Par contre, les graines de céréales et celles qui y sont assimilées méritent toute l'attention et tous les soins : blé, épeautre, seigle, avoine, maïs, orge, millet, sarrasin, quinoa… Excellentes aussi : la luzerne, l'alfalfa, le fenugrec, le pois chiche, le trèfle, le haricot rouge japonais, le lin, le sésame, le fenouil, la coriandre, le persil… et beaucoup d'autres encore. Pour les amateurs, il convient encore de signaler que différents types de germoirs sont disponibles. Soit dans les magasins de produits naturels et biologiques, soit sur catalogue ou via Internet. Ils peuvent être en plastique, en céramique, en verre, en terre ou en argile vernissée ou non. Il existe aussi divers modèles : germoirs à étages, coupelles, bocaux inclinés… Tous présentent des attraits spécifiques et sont plus ou moins pratiques.

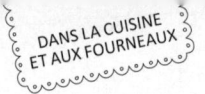

Gibier (atténuer l'odeur du)
bicarbonate de soude

Avec la saison de la chasse reviennent sur nos tables quelques fantastiques préparations gourmandes à base de lièvre, de faisan, de sanglier, de cerf, de perdreau, de chevreuil… et de quelques autres animaux sauvages dont la saveur et le fumet assez forts ne plaisent cependant pas à tous. Si vous avez envie de préparer un excellent gibier, mais que certains de vos convives sont peu attirés par les fumets relevés, il vous suffit de saupoudrer la chair découpée du gibier de bicarbonate de soude, sans excès. Laissez-la ensuite faisander pendant un moment dans un endroit sombre, frais et sec. Au moment de passer en cuisine, passez le gibier sous l'eau froide courante, pour le débarrasser du produit et commencez votre préparation.

Mes conseils en plus

Encore un conseil… Lorsque vous achetez du gibier dans le commerce, renseignez-vous toujours sur sa provenance. En effet, certaines pièces en provenance de l'étranger sont surgelées pour le voyage : la qualité finale du produit s'en ressent fortement. N'achetez donc votre gibier que chez un commerçant de confiance ou auprès d'un chasseur.

Glaçage (réussir un)
1 cuil. à café de bicarbonate de soude

Pour pouvoir être étalé facilement sur une préparation, un glaçage doit être parfaitement souple. Si vous voulez être absolument certain d'obtenir un glaçage

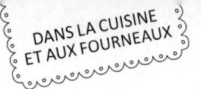
bien souple, incorporez-y simplement une cuillerée à café de bicarbonate de soude.

Mes conseils en plus

En cuisine, il y a glaçage et glaçage… En principe, le fait de glacer une substance alimentaire signifie que vous la réfrigérez jusqu'à obtention de la consistance d'une glace. Cependant, le même terme s'applique également à d'autres choses. Ainsi, il désigne certaines opérations qui s'effectuent dans un four très chaud. Par exemple, vous pouvez glacer une pièce de viande braisée en la soumettant à une vive chaleur après l'avoir arrosée avec son fond de cuisson réduit. Même genre d'opération pour les poissons ou les œufs nappés d'une sauce blanche. Enfin, comme préconisé ci-dessus dans l'astuce, vous pouvez glacer des pâtisseries ou des entremets en les saupoudrant de sucre glace et en les soumettant aussi à une chaleur assez vive.

Hotte (nettoyer et désinfecter une)
3 doses de bicarbonate de soude • 1 dose d'eau tiède

Dans un bol, mélangez intimement du bicarbonate de soude et de l'eau tiède, à raison de trois doses pour une. Appliquez ensuite la petite pâte ainsi obtenue sur les parties de la hotte que vous désirez nettoyer et désinfecter. Laissez agir le produit pendant toute une nuit, puis rincez la hotte à l'aide d'une éponge imprégnée d'eau chaude et séchez-la.

Mes conseils en plus

Selon certains sondages, à l'achat, les qualités d'aspiration et l'esthétique générale arrivent en tête des critères de choix pour une hotte de cuisine. Mais certains petits « plus » électroniques ne sont pas à négliger et peuvent, peut-être, faire la différence entre plusieurs modèles. Petit tour de la question…

– le moteur : plus il est puissant et plus l'aspiration sera performante ;

– la puissance d'aspiration : elle est exprimée en mètres cubes par heure, ce qui correspond au volume d'air aspiré par la hotte en une heure ;

– les vitesses : en règle générale, la vitesse la plus lente convient parfaitement pour les sauces et l'ensemble des cuissons à feu doux. La vitesse intermédiaire est plutôt indiquée pour les fritures, les cuissons plus soutenues ou les grillades. Enfin, la vitesse supérieure peut être utilisée de manière momentanée, quand une cuisson provoque une forte émanation de graisse et/ou de vapeur ;

– *l'éclairage : l'éclairage halogène a aujourd'hui toutes les préférences des fabricants… et celles des utilisateurs ;*
– *les innovations électroniques : la temporisation de l'aspiration, l'alerte de saturation des filtres, l'optimalisation du débit d'air grâce à des détecteurs de fumée incorporés, un éclairage graduel… ne sont peut-être pas vraiment indispensables et ils contribuent à accroître la facture énergétique, mais certains utilisateurs estiment qu'ils simplifient vraiment la vie.*

En plus de ces premiers critères, il est important que la hotte s'harmonise et s'intègre parfaitement à la cuisine. C'est pour cela qu'il en existe de multiples types : les hottes décoratives (murales ou en îlot, elles sont galbées, en demi-lune, pyramidales, en forme de cheminée… et se transforment en élément phare de la décoration de la cuisine), les hottes à casquette (de forme très classique, plate et simple) ou à visière (pour une installation entre deux éléments hauts ou sous un meuble haut de cuisine), la hotte encastrable (parfois appelée « groupe filtrant », elle offre la plus grande discrétion)…

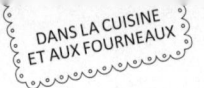

Huile (absorber et éliminer de l')
bicarbonate de soude • eau

Par inadvertance, vous avez renversé de l'huile sur un plan de travail, dans un récipient… Voilà un produit (par ailleurs tout à fait savoureux dès qu'il s'agit, notamment, d'une excellente huile d'olive vierge extra artisanale) bien difficile à absorber et à éliminer. Sauf si vous avez recours au bicarbonate de soude ! Imprégnez légèrement d'eau un chiffon, puis saupoudrez-le de bicarbonate de soude. Utilisez-le ensuite pour absorber l'huile renversée, en n'hésitant pas à changer de chiffon mouillé et bicarbonaté si beaucoup d'huile s'est répandue.

Mes conseils en plus

Une petite astuce supplémentaire, qui vous sera bien utile en cuisine : pour éviter qu'une huile d'assaisonnement ou de cuisson ne rancisse, conservez-la toujours debout et dans un endroit abrité de la lumière. Si vous ajoutez un peu de sel fin ou d'alcool de fruits dans la bouteille, vous allongez la durée de conservation de l'huile. Dans tous les cas, n'utilisez jamais une huile vieille de plus de deux ans (ou vieille de plus d'un an dans le cas d'une huile d'olive de qualité).

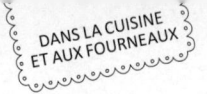
Lait (faire bouillir du)

1 pincée de bicarbonate de soude

Si vous ajoutez une pincée de bicarbonate de soude dans le lait que vous êtes en train de faire bouillir, celui-ci ne caillera pas.

Lave-vaisselle (détartrer un)

1 verre de bicarbonate de soude

En fonction de la qualité de votre eau de distribution, vous devez détartrer votre lave-vaisselle plus ou moins régulièrement. Pour obtenir un excellent résultat sans vous ruiner avec les produits détartrants du commerce, faites tout simplement fonctionner votre appareil à vide, avec seulement un verre de bicarbonate de soude. En fin de cycle, l'appareil sera détartré et, en plus, il sera bien désodorisé. Prêt pour de nouvelles vaisselles !

Lèchefrite (nettoyer une)

bicarbonate de soude • eau

Si, après l'avoir utilisée, votre lèchefrite est vraiment très sale ou fort graisseuse, saupoudrez-la généreusement de bicarbonate de soude, puis versez-y un bon centimètre d'eau chaude. Laissez agir cette eau bicarbonatée pendant quelques petites minutes, puis jetez-la. En fonction de l'état de votre lèchefrite, vous pouvez aussitôt répéter cette opération, jusqu'à ce que l'ustensile soit dégraissé et plus propre.

Mes conseils en plus

Une lèchefrite est un ustensile de cuisine, souvent de forme rectangulaire, qui sert essentiellement à récolter les sucs et les jus des pièces de viande (notamment les rôtis), de volaille ou de gibier embrochées.

Légumes (conserver la couleur des)
1 cuil. à café de bicarbonate de soude

Pour être certain de conserver la couleur de vos légumes, il vous suffit d'ajouter une cuillerée à café de bicarbonate de soude à leur eau de cuisson.

Mes conseils en plus

Avantage supplémentaire : le bicarbonate de soude va très légèrement raccourcir le temps de cuisson de vos légumes.

Autant d'énergie de gagnée. N'oubliez cependant pas de bien surveiller cette cuisson.

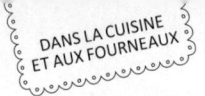

Légumes (préserver la valeur nutritionnelle des)

1 cuil. à café de bicarbonate de soude

Tout le monde le sait : d'une manière globale, les légumes sont une exceptionnelle source de vitamines, de sels minéraux... et autres substances bienfaisantes, voire indispensables à notre organisme. Pour préserver la valeur nutritionnelle de vos légumes, vous pouvez suivre le conseil de certains spécialistes qui préconisent d'ajouter une cuillerée à café de bicarbonate de soude à leur eau de cuisson. Au goût, vous ne constaterez certainement aucune différence, mais si la valeur nutritionnelle de vos légumes est ainsi préservée, cela vaut la peine d'utiliser un petit peu de cette poudre quasiment magique.

Mes conseils en plus

De nombreux spécialistes, nutritionnistes notamment, conseillent de manger au moins deux légumes différents au cours de chaque repas. Et notamment des légumes cuits, même si la cuisson peut altérer certains sels minéraux et vitamines. *Pour qu'un aliment (légume ou autre) conserve un maximum de nutriments, il faut qu'il soit rapidement saisi par la chaleur. Dans le cas d'une cuisson à l'eau, la quantité d'eau bouillante salée doit être minimale. Pour limiter les pertes minérales et vitaminiques induites par la cuisson, certaines méthodes sont à privilégier : essentiellement les cuissons à l'étouffée ou à la vapeur qui respectent la saveur et la valeur nutritionnelle des légumes mieux que d'autres procédés de cuisson.*

Légumes à feuilles (nettoyer les)

1/2 cuil. à soupe de bicarbonate de soude • 1/4 de cuil. à café de sel • 2 verres d'eau froide

Si vous voulez que vos légumes à feuilles (laitues, épinards...) soient parfaitement nettoyés, plongez-les dans une eau froide additionnée de bicarbonate de soude et de sel fin, sur la base de deux verres d'eau, une demi-cuillerée à soupe de bicarbonate et seulement un quart de cuillerée à café de sel. Vous pouvez, bien entendu, modifier ces quantités en fonction du volume de légumes à feuilles à nettoyer, mais en veillant à toujours respecter des proportions similaires.

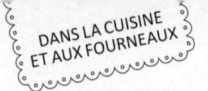
Mes conseils en plus

Plusieurs études scientifiques tendent à démontrer que la consommation régulière de légumes à feuilles diminuerait sensiblement le risque de diabète 2, le plus répandu dans le monde, totalisant 80 % des cas de diabète. Ils affirment que manger une portion et demie de légumes à feuilles réduirait le risque de diabète d'environ 14 %. Ce qui n'est pas négligeable. Le brocoli, l'épinard, le chou frisé, la laitue romaine et la bette figurent parmi les légumes à feuilles à privilégier tout particulièrement.

Légumes secs (préserver la saveur des)

1 cuil. à café de bicarbonate de soude

Si vous ajoutez une cuillerée à café de bicarbonate de soude à l'eau de trempage de vos légumes secs, ceux-ci verront leur saveur parfaitement préservée, mais également leur couleur.

Mes conseils en plus

✦✦✦

*Trop longtemps considérés comme la « viande du pauvre »,
puis accusés à tort de nous faire grossir, les légumes secs
représentent une vaste famille regroupant pas moins de cent
vingt mille espèces d'herbes et d'arbres issus de toutes les
régions du monde et qui ont pour caractéristique commune
d'avoir des gousses pour fruits : haricots, pois, lentilles,
flageolets, fèves… S'ils sont présents dans l'alimentation
de presque tous les pays du monde, ce sont cependant les
pays méditerranéens et latino-américains qui leur font le
plus d'honneur. Riches en vitamines (et notamment en vitamines du groupe B) et en fibres (celles-ci jouent un rôle
aussi important que bénéfique sur la flore intestinale et,
sur le long terme, jouent un indéniable rôle préventif contre
les pathologies du côlon, dont le cancer), les légumes secs
(encore appelés « légumineuses ») présentent encore un intérêt nutritionnel tout à fait remarquable. Ils sont notamment
extrêmement riches en protéines (autant qu'une viande de
qualité), ils possèdent un indice glycémique très faible, ce
qui les rend incontournables pour les personnes désirant
surveiller leur poids comme pour les diabétiques qui veulent
mieux contrôler naturellement leur glycémie.*

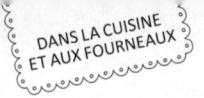
Légumes secs (rendre plus digestes les)

1 cuil. à café de bicarbonate de soude

Une simple petite cuillerée à café de bicarbonate de soude ajoutée à l'eau de trempage des légumes secs rendra ceux-ci nettement plus digestes. Il n'y a donc plus de raison de s'en priver !

Mes conseils en plus

Les légumes secs se suivent mais ne se ressemblent pas. Certains d'entre eux sont plus digestes que d'autres. Les lentilles, par exemple, sont incontestablement les plus digestes en raison de leur faible teneur en cellulose. Même remarque pour les pois cassés. Mais la digestibilité des légumineuses dépend aussi de l'épaisseur de leur peau. Les petits pois, les pois cassés, le soja, les lentilles, les haricots secs, les fèves et les pois chiches ont, dans l'ordre, les peaux les plus épaisses. En outre, de la manière de les préparer dépend également leur digestibilité. Ainsi, par exemple, pour les haricots, fèves et pois chiches secs, le mieux est de les faire tremper pendant au moins douze heures (ou toute une nuit), puis de les cuire à deux reprises, dans des bains différents.

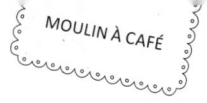

Levure « maison » (préparer une)

1 dose de bicarbonate de soude • 1 dose de farine de maïs
• 2 doses de crème de tartre

Si vous voulez vous essayer à confectionner votre levure « maison », mélangez intimement une dose de bicarbonate de soude, la même quantité de farine de maïs et deux doses de crème de tartre. Versez ensuite la préparation ainsi obtenue dans un récipient fermant hermétiquement.

Moulin à café (nettoyer un)

1 cuil. à soupe de bicarbonate de soude

Si vous appréciez véritablement la saveur et le parfum d'un bon café, vous tournez bien entendu le dos aux cafés solubles, mais aussi aux paquets de café moulu vendus dans le commerce. Vous donnez fort logiquement la priorité au café en grains et peut-être même que vous confectionnez votre mélange personnel dans un magasin spécialisé. En tout état de cause, vous utilisez régulièrement votre moulin à café qu'il est bon de nettoyer de temps à autre. Le savon est évidemment à éviter puisqu'il risque de donner un goût particulièrement désagréable à vos prochaines tasses de café. Par contre, le bicarbonate de soude est à recommander sans la moindre hésitation. Versez une cuillerée à soupe de bicarbonate dans le bol du moulin et actionnez l'appareil pendant quelques secondes. Ensuite, renversez l'appareil de manière à éliminer tout le produit. Essuyez le moulin avec un chiffon sec.

Vous pouvez déjà songer à vos prochaines délicieuses tasses de café…

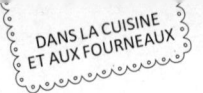

Œufs en neige (monter plus facilement des)

1 pincée de bicarbonate de soude

Si vous voulez monter plus facilement des œufs en neige, il vous suffit d'y incorporer une petite pincée de bicarbonate de soude. En outre, ils seront ainsi plus fermes, ce qui est autant de gagné !

Mes conseils en plus

Petit truc de cuisinier : des œufs qui ont quelques jours sont toujours préférables à des œufs extrafrais si vous voulez les monter en neige. Ils absorbent mieux l'air quand vous les fouettez et montent donc plus facilement. Et si, en plus, vous incorporez un petit peu de bicarbonate de soude, il devient quasiment impossible de rater votre neige. Une fois qu'ils sont montés, vous pouvez leur incorporer une petite pincée de sucre ou de sel, en fonction de la préparation sucrée ou salée que vous voulez réaliser. Vous savez que vos blancs d'œufs montés en neige sont une réussite lorsqu'ils restent bien collés aux parois et au fond du récipient, lorsque vous retournez ce dernier.

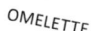

Omelette (réussir l')

1 pincée de bicarbonate de soude

Réussir une omelette n'a rien de vraiment très compliqué. Incorporez une petite pincée de bicarbonate de soude pour deux œufs, puis battez-les à la fourchette. Le tour est joué !

Mes conseils en plus

Bien entendu, en fonction du nombre d'œufs utilisés, vous devez adapter le nombre de pincées de bicarbonate de soude. Ainsi, pour une omelette de quatre œufs, vous devez incorporer deux pincées de produit. Dans tous les cas, il est toujours conseillé de ne pas dépasser une demi-douzaine d'œufs pour la préparation d'une omelette. Sa qualité en dépend. La qualité des œufs utilisés est évidemment primordiale : vous ne devez jamais utiliser des œufs qui ont plus de quinze jours. Enfin, la manière de battre les œufs à la fourchette est aussi importante : il faut arrêter de battre les œufs en omelette dès l'apparition des premières petites bulles. Pour terminer, une dernière petite astuce de puriste : les véritables amateurs de cette préparation aux multiples déclinaisons et variantes préconisent toujours une cuisson au gaz, et non à l'électricité.

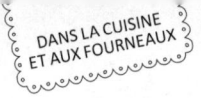

Pâte à gâteau (réussir une)
bicarbonate de soude

Rien n'est plus délicieux qu'une pâte à gâteau agréablement légère. Pour obtenir ce fabuleux résultat qui renforcera encore votre réputation de cordon bleu, il vous suffit d'incorporer un petit peu de bicarbonate de soude, en comptant une cuillerée à café de bicarbonate de soude pour cinq cents grammes de farine (ou des proportions identiques : par exemple, deux cuillerées à café de produit pour un kilo de farine, etc.). Avantage supplémentaire : le bicarbonate de soude rendra votre gâteau encore plus digeste.

Mes conseils en plus

Encore un petit « truc » de pro : vous devez toujours préparer votre pâte à pâtisserie la veille de son utilisation. Enveloppez-la soigneusement dans un linge propre et humide, puis glissez-la dans le réfrigérateur et laissez-la reposer au frais pendant une douzaine d'heures (ou toute une nuit). Pendant ce temps de repos, elle perdra une partie de son élasticité et sera ainsi un peu plus facile à travailler.

Autre conseil : si vous devez réaliser une pâte feuilletée, il est essentiel que le beurre soit à bonne consistance. Pour cela, prenez un morceau de beurre très froid et enveloppez-le dans un petit linge humide. Malaxez-le ensuite en prenant

*appui sur le torchon, jusqu'à ce qu'il devienne bien mal-
léable, tout en restant consistant.*

*Et si vous devez réaliser une pâte à beignets, les profes-
sionnels suggèrent d'y incorporer quelques cuillerées de
blancs d'œufs montés en neige, à la toute dernière minute.
Cette astuce, qui est également valable pour la pâte à bricks,
permet d'obtenir une pâte aérienne.*

Plan de travail (nettoyer un)
*bicarbonate de soude • jus de citron jaune fraîchement
pressé*

Comme vous faites souvent la cuisine, que vous
épluchez, détaillez en julienne, pressez, étalez les pâtes, bri-
sées ou feuilletées, passez…, la propreté de vos plans de travail est bien entendu primordiale. Ce n'est cependant pas une
raison pour utiliser les produits industriels qui, outre leur toxicité souvent avérée, peuvent laisser derrière eux certains parfums peu agréables et peu compatibles avec les senteurs des
champignons de bois ou des jolis fruits bien mûrs. Par contre,
vous pouvez utiliser sans la moindre appréhension une petite
pâte, pas trop épaisse, composée d'un mélange de bicarbonate
de soude et de jus de citron jaune fraîchement pressé. Étalez-la
sur les surfaces à nettoyer, désinfecter et désodoriser tout
à la fois, puis laissez-la tranquillement agir pendant trente à

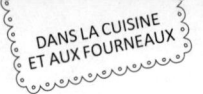
quarante minutes au moins. Ensuite, rincez le tout à l'eau claire et séchez les surfaces ainsi traitées.

Mes conseils en plus

Cette astuce est valable pour tous les plans de travail, quel que soit le matériau utilisé pour leur construction. Rappelons que le bicarbonate de soude, sans danger pour vos aliments, ne causera aucun dommage aux surfaces traitées : le produit ne raye pas et ne griffe pas à condition de ne pas appuyer de manière démesurée en frottant ou en étalant la pâte.

Plaque de cuisson (nettoyer une)
bicarbonate de soude • eau

Pour nettoyer vos plaques de cuisson, utilisez une simple éponge légèrement imprégnée d'eau et saupoudrée de bicarbonate de soude. Passez-la sur les surfaces à nettoyer et dégraisser, puis rincez-les à l'eau claire avant de les sécher complètement.

Mes conseils en plus

❧❧❧

Le bicarbonate de soude ne raye pas et ne griffe pas les surfaces traitées, à la condition de ne pas appuyer anormalement fort en passant l'éponge. Le produit est donc sans danger pour vos plaques de cuisson.

Plat à four (nettoyer et dégraisser un)
2 cuil. à soupe de bicarbonate de soude • eau chaude

Vous avez cuisiné et tous vos convives se sont régalés. Ne reste plus que la vaisselle. Et, notamment, nettoyer le plat à four dans lequel vous avez préparé l'une ou l'autre délicieuse recette. Le mieux pour nettoyer tout ce qui a éventuellement attaché sur le fond et les parois du plat est d'y verser deux bonnes cuillerées à soupe de bicarbonate de soude, puis de le remplir d'eau chaude. Laissez ensuite agir le produit pendant au moins une demi-heure, puis videz le plat de son eau bicarbonatée et nettoyez-le comme vous le faites d'habitude. Votre plat sera ainsi impeccable.

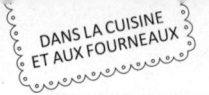
Mes conseils en plus

❧❀❧

Si le plat est vraiment très sale, vous pouvez bien sûr quelque peu augmenter la dose de bicarbonate de soude, sans exagération toutefois.

Porc (rendre plus croustillant un rôti de)

bicarbonate de soude

Pour que votre rôti de porc arbore une délicieuse petite croûte agréablement croustillante, frottez-le avec un petit peu de bicarbonate de soude avant de le mettre à cuire. Tous les gourmands vous remercieront !

Mes conseils en plus

❧❀❧

Un rôti de porc est un beau morceau de viande à condition de bien le choisir ! À l'achat, la viande doit être ferme, sans odeur et assez pâle voire très légèrement rosée. Le gras doit être bien blanc. Ce sont des signes qui garantissent une viande savoureuse et, à tout le moins, provenant d'un animal âgé de six mois maximum. Par contre, une viande issue d'un animal plus vieux se reconnaît à une texture grossière (qui ne ressemble plus du tout à la texture assez fine d'un jeune cochon) et à des os blancs (au lieu d'être plutôt rouges). Bien entendu, comme toujours, un produit de qualité biologique certifiée est à privilégier. C'est encore plus important dans le cas des porcs qui, dans les élevages industriels trop souvent au centre de scandales sanitaires et de pandémies, sont parfois nourris de manière extrêmement douteuse (farines animales, aliments OGM…) et sont abusivement piqués à grandes doses d'antibiotiques notamment. Il ne faut donc plus s'étonner, ensuite, que l'antibiotique préconisé par votre médecin pour soigner l'une ou l'autre infection n'ait plus aucun effet…

Pot en grès (atténuer les fissures d'un)
bicarbonate de soude • eau

Confectionnez une pâte assez épaisse, composée de bicarbonate de soude et d'eau. Utilisez-la pour recouvrir les pots en grès sur lesquels vous constatez l'apparition de fissures. Laissez agir la préparation pendant un moment, puis lavez les pots comme vous le faites d'habitude. Les rayures et fissures seront nettement moins apparentes.

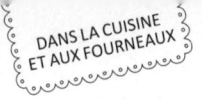
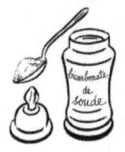

Produit vaisselle écologique (fait « maison »)

1 cuil. à café de bicarbonate de soude • 10 cl de produit vaisselle de qualité biologique certifiée • 1 cuil. à soupe de vinaigre blanc • 15 gouttes d'huile essentielle de citron • 50 cl d'eau froide

Versez une cuillerée à café de bicarbonate de soude dans un bol. Ajoutez-y dix centilitres de produit vaisselle biologique, une cuillerée à soupe de vinaigre blanc et une quinzaine de gouttes d'huile essentielle de citron. Mélangez bien tous ces ingrédients. Transvasez le mélange ainsi obtenu dans un flacon qui ferme hermétiquement et complétez avec un demi-litre d'eau froide. Mélangez une nouvelle fois. Utilisez ensuite ce produit fait « maison » pour toutes vos vaisselles à la main, en prenant toutefois le soin de bien secouer la préparation avant d'en verser un peu dans votre eau de vaisselle.

Mes conseils en plus

Le bicarbonate de soude et l'huile essentielle de citron ont des propriétés nettoyantes, dégraissantes et désinfectantes tout à fait exceptionnelles.

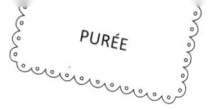

Purée de pommes de terre (réussir une)

1 pincée de bicarbonate de soude

Rien ne vaut une purée de pommes de terre légère et aérienne. Pour arriver à ce résultat qui va ravir les gourmets autant que les gourmands, faites cuire vos pommes de terre comme vous le faites d'habitude, puis réduisez-les en purée en y incorporant un petit peu d'huile d'olive et de lait chaud. En même temps, ajoutez une pincée de sel et une autre pincée de bicarbonate de soude. Mélangez bien tous les ingrédients et servez aussitôt, bien chaud.

Mes conseils en plus

Toutes les pommes de terre ne conviennent pas pour confectionner une savoureuse purée. Les meilleures, dans ce cas, sont l'idaho, la viola et la ratte. Il est en tout cas vivement déconseillé d'utiliser des pommes de terre nouvelles qui ont tendance à rendre une purée trop élastique et donc peut agréable à déguster. Ensuite, il faut éviter de la fouetter vivement (et surtout ne pas la passer au mixeur), mais plutôt tamiser les pommes de terre cuites au travers d'une passoire en les écrasant à l'aide du dos d'une cuillère à soupe. N'utilisez jamais de lait froid, mais plutôt du lait bien chaud. L'idéal est de manger la purée tout de suite après l'avoir préparée. C'est en effet à ce moment qu'elle est la meilleure.

Mais il est toutefois possible de la conserver. Dans ce cas, pour qu'elle ne dessèche pas, vous devez la recouvrir de lait chaud et la faire réchauffer au bain-marie en y ajoutant un peu de lait bouillant, jusqu'à obtention de la consistance désirée.

L'huile d'olive est à préférer au beurre car elle vous permettra d'obtenir une purée nettement plus digeste et moins chargée en mauvaises graisses saturées.

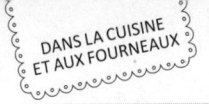

Réfrigérateur (désodoriser un)

100 g de bicarbonate de soude

Rien de plus simple que désodoriser votre réfrigérateur ! Il vous suffit de remplir un petit bol avec environ cent grammes de bicarbonate de soude et de positionner celui-ci, non couvert et non fermé, dans le réfrigérateur. Laissez agir le produit et, dès que toutes les odeurs indésirables ont été éliminées, retirez le petit récipient du frigo et jetez le bicarbonate.

Mes conseils en plus

La quantité exacte de bicarbonate de soude dépend non seulement de la taille de votre réfrigérateur, mais également de la ténacité des odeurs à éliminer.

Réfrigérateur (nettoyer l'intérieur du)

3 cuil. à soupe de bicarbonate de soude • 3 cuil. à soupe de vinaigre blanc • 1 l d'eau chaude

Pour nettoyer et purifier tout l'intérieur de votre réfrigérateur, faites confiance au puissant duo bicarbonate de soude-vinaigre blanc. Dans un litre d'eau chaude, diluez trois cuillerées à soupe de bicarbonate de soude et une quantité identique de vinaigre blanc. Ce mélange est parfait pour nettoyer les parois, les étagères, les tiroirs… de votre appareil. Ensuite, rincez-les à l'eau claire et séchez-les.

Mes conseils en plus

Pas de crainte à avoir : votre réfrigérateur ne sentira ni le bicarbonate ni le vinaigre après cette opération de grand nettoyage.

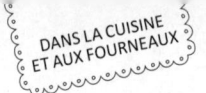

L'une des manières les plus simples de préserver la bonne hygiène du réfrigérateur est de conserver tous vos aliments dans des emballages (boîtes en plastique…) séparés (chaque aliment dispose de son propre emballage) et hermétiquement fermés (pour éviter que des odeurs ne se propagent à l'intérieur de l'appareil).

Une fois que l'appareil est soigneusement nettoyé, rincé et séché, vous pouvez bien entendu repositionner tous vos produits. Mais pas n'importe où : chaque catégorie d'aliments a une place bien précise. Le bas de l'appareil est la partie la plus froide : stockez-y la viande, la volaille, le poisson et les plats cuisinés. La zone intermédiaire est idéale pour accueillir les fromages et l'ensemble des produits laitiers. Enfin, tout en dessous, le bac à légumes sert, comme son nom l'indique, à stocker la majorité des fruits et légumes (à quelques exceptions près, tels les tomates ou les oignons qui ne supportent pas le passage en réfrigérateur). Dernier conseil : même si avoir un réfrigérateur bien rempli est rassurant, il ne faut pas trop le « bourrer » car l'air froid doit pouvoir y circuler facilement.

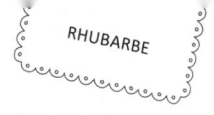

Rhubarbe (atténuer l'acidité de la)

1 cuil. à soupe de bicarbonate de soude • eau froide

Compote, confiture, tarte... : la rhubarbe se prête à de nombreuses préparations gourmandes, toutes plus tentantes les unes que les autres. Le seul problème de ce délicieux produit du potager ou du verger réside dans son acidité que certaines personnes supportent assez mal. Pour que tout le monde éprouve autant de plaisir à savourer vos confitures ou compotes de rhubarbe, faites tremper celle-ci dans un fond d'eau froide additionnée d'une cuillerée à soupe de bicarbonate de soude. Ensuite, égouttez-la, rincez-la soigneusement et entamez votre recette de la manière habituelle ; les gourmands s'impatientent !

Mes conseils en plus

Idéalement récoltée dans les potagers ou vergers dans le courant des mois d'avril et mai, la rhubarbe doit être choisie avec des pétioles bien épais, fermes et pleins, dépourvus de meurtrissures, fissures et autres taches. Ces pétioles doivent arborer un beau vert et des bordures rosées. Sa conservation dans le bac à légumes du réfrigérateur est assez courte : au-delà de quelques jours, elle a tendance à devenir molle et peu agréable à cuisiner ou déguster. Par contre, elle se congèle fort bien une fois lavée, débitée en tronçons et répartie dans des sacs à congélation. Dans la plupart des cas,

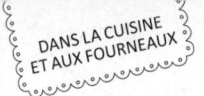
la rhubarbe se consomme cuite, en compote, en chutney, en confiture, en garniture de tarte, en crumble, en crème, en mousse… Quasiment tous les desserts lui conviennent ; que ce soit seule ou en duo avec la pomme ou la fraise notamment. Mais elle se consomme également crue (coupée en tronçons et trempée dans du sucre ou du sel), en sorbet ou en boisson rafraîchissante (le vin de rhubarbe est superbe, de même que le thé de rhubarbe).

Il ne faut jamais hésiter à en consommer : outre le fait qu'elle est fort peu calorique (elle affiche seulement quinze kcal par cent grammes), elle est riche en minéraux (potassium, phosphore, calcium et magnésium) et en vitamine C. Elle est aussi réputée être laxative, anti-inflammatoire et antiseptique.

Une seule véritable précaution, mais de taille : seules les tiges (que l'on appelle aussi « pétioles ») sont comestibles ; les feuilles étant par contre très riches en acide oxalique, une substance qui peut s'avérer mortelle.

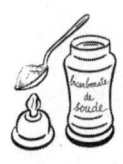

Rince-doigts (préparer un)
1/2 cuil. à café de bicarbonate de soude • 1 verre d'eau

Avec certaines préparations gourmandes, il est important de prévoir des rince-doigts pour les convives. Disposez près d'eux des petits bols remplis avec l'équivalent d'un verre d'eau dans lequel vous aurez dilué une demi-cuillerée à café de bicarbonate de soude. Cette eau bicarbonatée leur permettra de dégraisser leurs doigts tout en faisant disparaître d'éventuelles odeurs de nourriture.

Mes conseils en plus

Petite anecdote… Tout le monde connaît aussi les lin-gettes rince-doigts présentées, soigneusement pliées, dans des petits emballages d'aluminium plastifié. Souvent, ces pochettes revêtent un caractère publicitaire et arborent le logo d'une compagnie maritime, d'une compagnie aérienne… Ce que l'on sait moins, c'est qu'il y a de véri-tables passionnés du sujet. Et que ces lingettes font même parfois l'objet de collections. À l'heure actuelle, c'est un certain Wetnapman qui passe pour être le plus important collectionneur européen de lingettes rince-doigts, avec plus de mille deux cent vingt pochettes différentes.

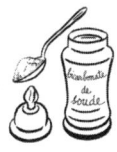

Robot ménager (nettoyer un)
2 cuil. à soupe de bicarbonate de soude • 1 l d'eau chaude

Après chaque usage, il est important de bien net-toyer votre robot ménager de manière à ce qu'il

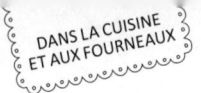
soit complètement débarrassé de tout résidu d'aliment, mais également de toute odeur. Pour cela, le mieux est de le nettoyer à l'aide d'une eau bicarbonatée, sur la base de deux cuillerées à soupe de bicarbonate de soude diluées dans un litre d'eau chaude. Versez ce mélange dans le bol du robot et fermez celui-ci bien hermétiquement. Actionnez alors l'appareil et faites-le tourner pendant trente à quarante secondes. Cela étant fait, il vous suffit de laver le bloc et les accessoires de l'appareil comme vous avez l'habitude de le faire.

Mes conseils en plus

Mélanger, râper, mixer, hacher… Le robot ménager est devenu l'un des plus précieux alliés du cuisinier. Véritable appareil « à tout faire » (ou presque…), il connaît un succès sans cesse croissant grâce à un encombrement de plus en plus réduit, un poids qui reste raisonnable et donc facile à manipuler (la plupart d'entre eux affichent moins de trois kilos sur la balance), une réelle simplicité d'utilisation (grâce à une sélection aisée des principales fonctions : mélangeur, râpe, centrifugeuse, batteur, pétrin…) et une multitude d'équipements et d'accessoires permettent d'effectuer mille et une opérations qui, sans cela, passent souvent pour être des corvées : malaxer, débiter en julienne, hacher…

Les premiers robots ménagers sont apparus dans la seconde moitié du xxe siècle, dans le courant des années soixante. Son apparition coïncide avec le développement de la vie professionnelle d'un nombre sans cesse croissant de femmes. Comme elles passent moins de temps à la maison et qu'elles ont désormais de l'argent à dépenser, le robot ménager, comme bien d'autres appareils, arrive à point nommé… C'est Rudolf Embacher qui commence à commercialiser le premier modèle – baptisé Allpress – en Allemagne puis dans une grande partie de l'Europe. Depuis, bien entendu, le choix s'est considérablement étoffé et les plus grandes marques d'électroménager présentent des gammes étendues de robots destinés à faciliter la vie du cuisinier.

Saladier (dégraisser un)
bicarbonate de soude

En été, tout le monde raffole des salades. Mais, curieusement, tous les convives disparaissent dès qu'il s'agit de nettoyer les saladiers. Certes, ce n'est jamais une tâche très agréable, tant ces plats sont gras. Pour vous faciliter la vie, videz soigneusement le plat des derniers reliefs de la préparation (feuilles de salade, rondelles d'oignon, lardons, petits morceaux d'œufs durs, rondelles de tomate…), puis saupoudrez du bicarbonate sur les parois et dans le fond du plat. Le produit va absorber les odeurs, mais aussi la majorité de la

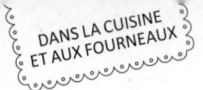

graisse. Éliminez ensuite le produit, puis lavez votre saladier comme d'habitude.

Sauce qui se sépare (rattraper une)

1 pincée de bicarbonate de soude

Personne n'est infaillible. Même si votre réputation de cordon bleu est solidement établie (et justifiée !...), il peut vous arriver de rater une sauce. Si vous constatez que la sauce que vous préparez se sépare, rattrapez-la en y incorporant une petite pincée de bicarbonate de soude. Mélangez intimement jusqu'à ce que le bicarbonate de soude ait à nouveau bien lié votre préparation.

Mes conseils en plus

Le bicarbonate ne procurera aucune saveur ni aucun parfum supplémentaire à votre sauce, qui sera délicieuse.

Quelques autres astuces qui vous seront toujours utiles lors de la préparation de vos sauces :
– pour éviter qu'une sauce chaude ne se fige et forme une sorte de « peau » en surface, faites fondre une petite noix de beurre et versez-la à la surface de la sauce ;
– si vous devez adoucir une sauce trop salée, plongez-y un morceau de sucre placé dans le creux d'une cuillère à soupe,

mais ne laissez surtout pas le sucre tomber dans la sauce. Ce sucre va absorber l'excédent de sel ;
– si votre sauce contient des œufs, faites-la réchauffer à feu très doux. Si le feu est trop fort, les jaunes risquent de durcir, ce qui provoquera l'apparition de petits grumeaux ;
– si une sauce parfumée vous semble un peu fade, ajoutez-y un trait de jus de citron, voire de vinaigre. Mais si vous désirez adoucir une sauce un peu trop âcre, ajoutez-y un trait de vin liquoreux (du porto est tout indiqué) ;
– pour que votre sauce au vin soit tout à fait réussie, flambez le vin au préalable. De cette manière, les acides volatils s'évaporent et le vin perd de son acidité.

Sauce tomate (atténuer l'acidité d'une)

1 pincée de bicarbonate de soude

Beaucoup d'entre nous raffolent de la sauce tomate, mais de nombreuses personnes redoutent son acidité. Pour pallier cet inconvénient sans modifier le goût ou la texture de votre préparation, incorporez-y une pincée de bicarbonate de soude (éventuellement plus en fonction de la quantité de sauce). C'est radical !

Mes conseils en plus

Il se peut que vous connaissiez cette autre méthode qui consiste à ajouter un peu de sucre dans la sauce tomate. Contrairement à ce que l'on imagine souvent, celle-ci n'est efficace qu'en apparence. En effet, le sucre se contente exclusivement de camoufler l'acidité et sa saveur particulière, mais ne l'atténue en aucune façon. Seul le bicarbonate de soude parvient à atténuer réellement l'acidité de la sauce, tout en garantissant à cette dernière saveur et senteur. Le sucre camoufle, le bicarbonate agit réellement. Il n'y a donc plus à hésiter sur le produit à utiliser !

Petit conseil de gourmet…ou de gourmand…: les tomates supportent assez mal un passage dans le réfrigérateur, même dans le bac à légumes. C'est pour cela, notamment, que les tomates vendues en grandes surfaces, qui passent de (trop) longues périodes dans des armoires ou des pièces réfrigérées, n'ont absolument aucune saveur et ressemblent plus à de l'eau qu'à un beau légume du soleil. Les tomates ne conservent leur délicieuse saveur et leur incroyable parfum que si elles sont conservées à l'air ambiant, de la récolte à l'assiette. Chez vous, stockez-les au frais (mais pas au froid) et à l'abri de la lumière. Pour cela, vous pouvez utiliser un sac en papier où elles achèveront de mûrir à leur rythme.

Pour la toute grande majorité des sauces, et notamment pour la confection de la célèbre sauce bolognaise, la tomate fergie, ronde et classique, souvent vendue en vrac, est parfaite.

Thé glacé « maison » (préparer un)
bicarbonate de soude

Au cœur de l'été, un thé glacé fait « maison » a toutes les chances d'être bien accueilli et apprécié par votre famille ou vos invités. Voilà une boisson bien plus savoureuse et rafraîchissante que n'importe quel soda industriel, surtout au cola. Mais le thé glacé est malheureusement riche (trop riche pour certains d'entre nous) en amertume et en tanins. Avant de servir, il faut donc corriger ce petit défaut en faisant une nouvelle fois appel aux vertus et propriétés du bicarbonate de soude. Mélangez-en un petit peu à votre thé glacé, sur la base d'une demi-cuillerée à café de bicarbonate par litre de boisson, puis servez aussitôt.

Mes conseils en plus

Connu sous le nom de « thé froid » en Suisse et de « ice tea » dans les pays anglo-saxons, le thé glacé est non alcoolisé et non gazeux. Le préparer « maison » est d'une simplicité

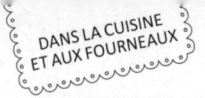

enfantine : faites bouillir un litre d'eau, puis plongez-y un sachet de thé vert et deux sachets de thé au choix (agrumes, fruits rouges…, en fonction de votre goût ou de votre envie du moment). Laissez infuser pendant environ un quart d'heure. Pendant que l'eau est encore chaude, incorporez une généreuse cuillerée à soupe de sucre en poudre, une écorce de citron jaune biologique détaillée grossièrement en morceaux, ainsi que le citron coupé en quatre ou en six selon sa grosseur. Laissez refroidir à température ambiante, puis glissez la préparation dans le réfrigérateur et laissez-la refroidir pendant au moins cinq à six heures.

Le thé glacé se sert habituellement dans un verre de type « long drink », avec des glaçons ou, encore mieux, de la glace pilée. Dans certaines régions du monde, on a coutume d'y incorporer un peu de lait (cela se fait en Thaïlande notamment) ou du sucre (comme dans le Sud des États-Unis).

Théière (nettoyer une)

2 cuil. à café de bicarbonate de soude • 1/2 l d'eau

Pour nettoyer soigneusement l'intérieur de votre théière, utilisez une eau bicarbonatée, sur la base de deux cuillerées à café de bicarbonate diluées dans cinquante centilitres d'eau. Rincez à l'eau chaude et séchez (ou retournez simplement la théière pour qu'elle puisse égoutter).

Mes conseils en plus

❧❧❧

Attention : les véritables amateurs de thé affirment qu'il ne faut jamais nettoyer l'intérieur d'une théière, et surtout pas avec un produit détergent ou du savon. Ils préconisent tout simplement l'eau claire, voire l'eau bicarbonatée qui ne laissera ni goût ni odeur dans le récipient.

Thermos (désodoriser une bouteille)

2 cuil. à soupe de bicarbonate de soude • 1 l d'eau

Toutes les bouteilles Thermos finissent par s'imprégner de certaines odeurs, en fonction de leur utilisation. Pour les faire disparaître, lavez l'intérieur du récipient à l'aide d'une eau bicarbonatée composée d'un litre d'eau et de deux généreuses cuillerées à soupe de bicarbonate de soude. Rincez ensuite à l'eau claire et laissez complètement sécher.

Mes conseils en plus

❧❧❧

Le bicarbonate étant inoffensif, il est sans danger pour votre santé. Vous pouvez l'utiliser sans crainte.

225

Que ce soit en voyage ou à l'occasion d'un pique-nique, les bouteilles isothermes, souvent appelées bouteilles Thermos, gardent votre thé ou votre café bien au chaud, mais aussi votre eau bien fraîche. Sa conception – une bouteille à double paroi avec un vide – reprend le principe d'une autre invention : celle du vase de Dewar. James Dewar, chimiste et physicien britannique fut en effet le tout premier à produire de l'hydrogène liquide. Pour conserver cette matière à très basse température, il imagine, dès 1892, un récipient isolant essentiellement composé de deux parois de verre séparées par du vide. Le fameux vase de Dewar était né ! Quelques années plus tard, en 1904 pour être précis, deux verriers allemands perfectionnent le vase britannique et commercialisent la toute première bouteille isotherme de l'Histoire sous la marque Thermos, désormais déposée dans plus d'une centaine de pays. Ce nom vient du mot grec « thermos » signifiant « chaud ». Aujourd'hui, si le principe reste identique, les bouteilles isothermes ne sont plus fabriquées en verre, mais plutôt en plastique ou en métal isolant.

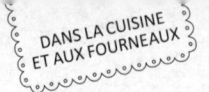

Verres (faire disparaître des traces sur les)

bicarbonate de soude • eau

Pour faire disparaître n'importe quelle trace sur vos verres, rien ne vaut le bicarbonate de soude. Imprégnez une éponge d'eau, sans excès, puis saupoudrez-la de bicarbonate de soude. Utilisez-la pour frotter vos verres, puis rincez-les et séchez-les.

Mes conseils en plus

Le bicarbonate de soude ne raye pas et ne griffe pas. À condition toutefois de ne pas appuyer anormalement fort sur l'éponge en la passant sur les verres.

Viande (attendrir une pièce de)
1 cuil. à café de bicarbonate de soude • 1 l d'eau tiède

Pour attendrir une pièce de viande, pas besoin de faire preuve de force en tapant dessus à grands coups d'attendrisseur. Voici une méthode au moins aussi efficace, mais nettement plus douce : faites tout simplement tremper votre pièce de viande dans une eau tiède bicarbonatée, en comptant une cuillerée à café de bicarbonate de soude par litre d'eau. Le temps de trempage dépend de la taille de la pièce de viande.

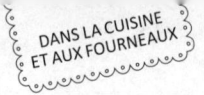

Mes conseils en plus

Bonne nouvelle : lorsque vous servirez votre pièce de viande à table, aucun convive ne soupçonnera que vous avez eu recours à cette astuce et votre viande sera délicieuse.

Viande avariée (faire disparaître une odeur de)

bicarbonate de soude • eau chaude

Vous avez oublié une pièce de viande dans votre réfrigérateur et elle est maintenant avariée. Vous ne l'auriez même pas remarqué si elle n'avait pas dégagé cette pestilentielle odeur qui, maintenant, envahit tout votre frigo. Bien entendu, la toute première chose à faire est de jeter le morceau de viande dans votre poubelle et de sortir celle-ci de votre cuisine pour que l'odeur de viande avariée ne se répande pas dans toute la pièce. Puis, il s'agit de nettoyer et désodoriser le réfrigérateur. Pour cela, imprégnez une éponge d'eau chaude, sans excès, et saupoudrez-la de bicarbonate de soude. Nettoyez l'étagère sur laquelle était posée la viande. Le bicarbonate de soude va désinfecter l'étagère et absorber la désagréable odeur.

Vinaigre (neutraliser l'excès de)
bicarbonate de soude

Si, comme le dit l'expression familière, vous avez eu « la main lourde » et que vous avez versé trop de vinaigre dans une préparation, ne jetez surtout pas celle-ci à la poubelle, mais réparez plutôt les dégâts en faisant du bicarbonate de soude votre allié. Saupoudrez peu à peu du bicarbonate sur la préparation et goûtez celle-ci au fur et à mesure jusqu'à ce que vous retrouviez la saveur qui vous plaît.

Mes conseils en plus

Le bicarbonate de soude va neutraliser l'acidité du vinaigre, mais ne laissera aucune saveur ou odeur dans votre préparation. Vos convives ne se rendront compte de rien.

Vitrocéramique (nettoyer une plaque)
bicarbonate de soude • eau

Saupoudrez un petit peu de bicarbonate de soude sur votre plaque de cuisson vitrocéramique, puis frottez avec une éponge imprégnée d'eau, sans excès. Rincez à l'eau claire et séchez.

Mes conseils en plus

Le bicarbonate de soude ne raye pas et ne griffe pas. À condition toutefois de ne pas appuyer anormalement fort sur l'éponge en la passant sur la plaque vitrocéramique.

Volaille (plumer facilement une)
1 cuil. à café de bicarbonate de soude • eau bouillante

Si vous avez un poulailler, ou si vous avez un voisin généreux qui en possède un, il est certain que vous préférez savourer vos propres volailles, plutôt que de vous contenter de celles que vous trouvez dans le commerce. Une seule véritable corvée : plumer la bête. Certains estiment qu'il s'agit là d'une opération très difficile. C'est parce qu'ils ne connaissent pas l'astuce suivante... Plongez la volaille prête à plumer dans de l'eau bouillante additionnée d'une généreuse cuillerée à café de bicarbonate de soude. Laissez-la tremper quelques instants, puis sortez-la de cette eau bicarbonatée et plumez-la avec une facilité déconcertante.

Zestes (nettoyer des)

1 cuil. à soupe de bicarbonate de soude • eau

Les zestes de fruits, et essentiellement ceux d'agrumes, connaissent de multiples utilisations en cuisine. Avant de les intégrer à une préparation, vous devez bien entendu les nettoyer. Pour cela, utilisez de préférence une eau claire additionnée d'une cuillerée à soupe de bicarbonate de soude.

Mes conseils en plus

Dans tous les cas, vous devez privilégier des fruits issus de l'agriculture biologique, et certifiés comme tels, si vous désirez utiliser les zestes. Il en va de la saveur de vos préparations, mais aussi de votre santé.

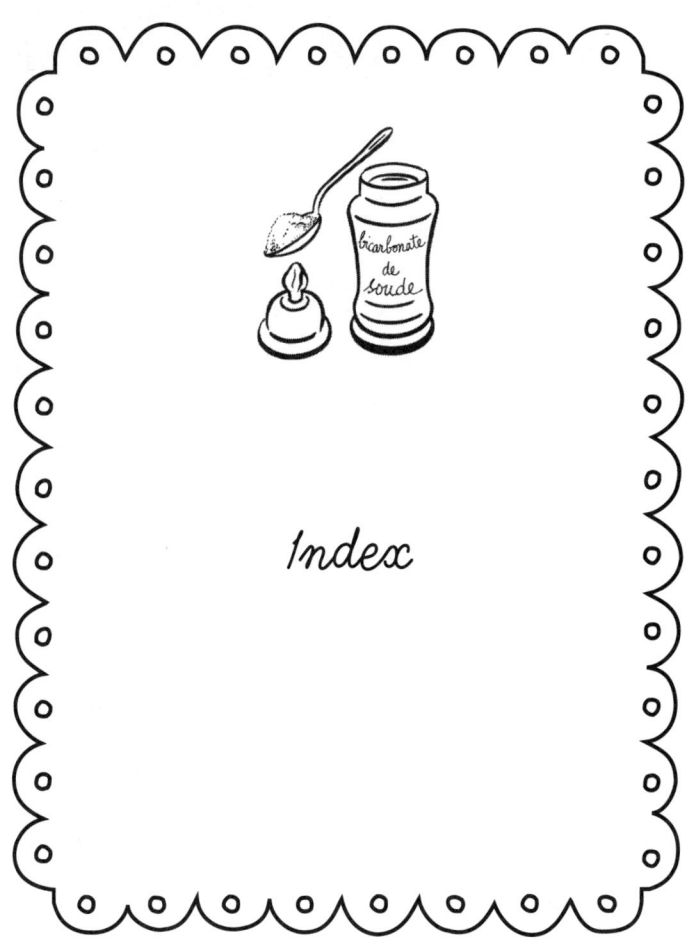

Index

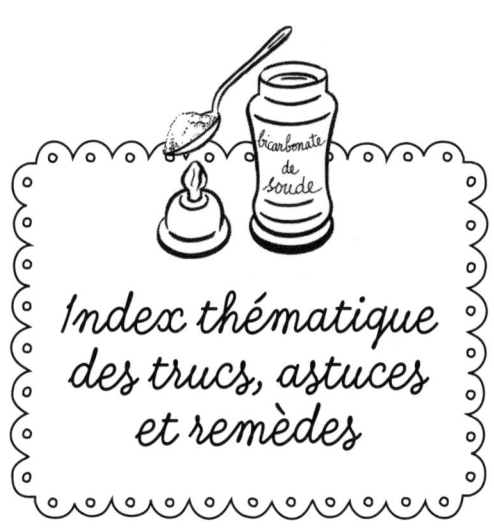

Index thématique
des trucs, astuces
et remèdes

BEAUTÉ ET HYGIÈNE DU CORPS

SANTÉ ET BIEN-ÊTRE

DANS LA MAISON ET AU JARDIN 91

238

DANS LA CUISINE ET AUX FOURNEAUX

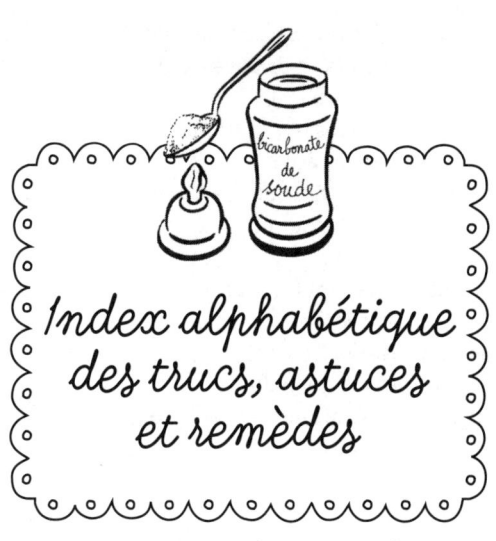

Index alphabétique
des trucs, astuces
et remèdes

244

245

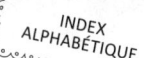

Dans la même collection

- 5,90€
- 320 PAGES

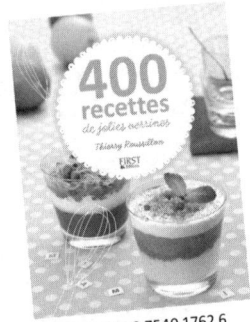

ISBN : 978 2 7540 1762 6

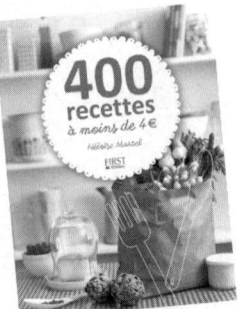

ISBN : 978 2 7540 1473 1

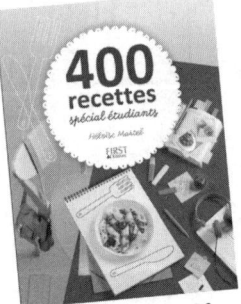

ISBN : 978 2 7540 1747 3

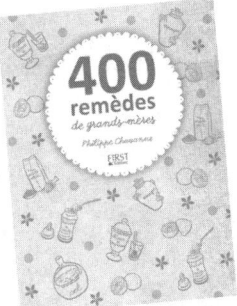

ISBN : 978 2 7540 1719 0

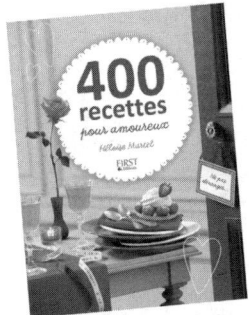

ISBN : 978 2 7540 2083 1

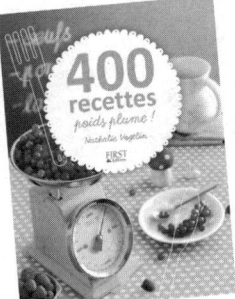

ISBN : 978 2 7540 1619 3

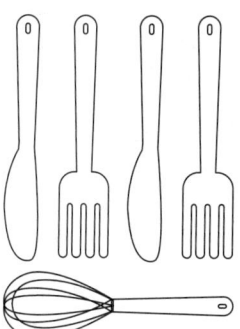

Découvrez aussi :

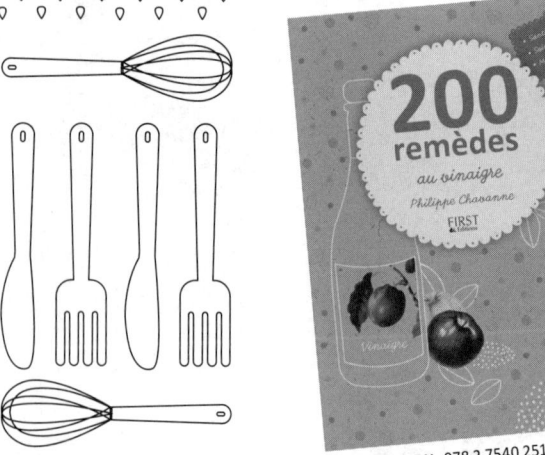

ISBN : 978 2 7540 2517 1

4,90 € • 280 PAGES